TRAITEMENT

DE LA SYPHILIS

PAR LES

INJECTIONS HYPODERMIQUES DE SUBLIMÉ

A L'ÉTAT DE SOLUTIONS CHLORO-ALBUMINEUSES

PAR

STAUB, CHRÉTIEN-ÉDOUARD

Docteur en médecine

Ancien interne des Hôpitaux civils de Strasbourg

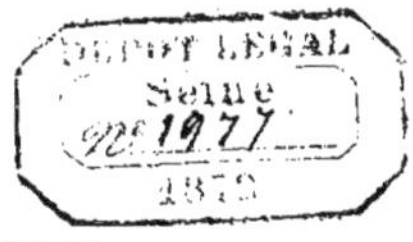

PARIS

TYPOGRAPHIE LAHURE

9, RUE DE FLEURUS, 9

1872

TRAITEMENT

DE LA SYPHILIS

PAR LES

INJECTIONS HYPODERMIQUES DE SUBLIMÉ

A L'ÉTAT DE SOLUTIONS CHLORO-ALBUMINEUSES

PAR

STAUB, CHRÉTIEN-ÉDOUARD

Docteur en médecine

Ancien interne des Hôpitaux civils de Strasbourg

PARIS

TYPOGRAPHIE LAHURE

9, RUE DE FLEURUS, 9

1872

A LA MÉMOIRE DE MES FRÈRES

CAMILLE ET GUSTAVE

A MON PÈRE, A MA MÈRE

A MES AMIS ET CONFRÈRES

CHARLES WEISS ET ÉMILE NEUMANN

A MON AMI

THÉOPHILE LÉONHARDT

CH. STAUB.

A

MES MAITRES DE STRASBOURG

A M. GUBLER

Professeur de thérapeutique à la Faculté de Médecine de Paris

CH. STAUB.

INTRODUCTION ET PLAN

Le travail que nous présentons à nos juges est le résultat de recherches personnelles. En étudiant un mode nouveau de traitement, nous étions arrêtés, comme la plupart des expérimentateurs, par des accidents continuels au niveau des piqûres, et nous désespérions de réussir, lorsque les idées de Mialhe sur l'administration des médicaments à l'intérieur, nous inspira une autre direction. Liégeois avait trouvé le moyen d'éviter les accidents locaux par une solution à petites doses de sublimé; mais le désir de pouvoir disposer de doses plus élevées, en vue d'un emploi plus rapide, dans des cas thérapeutiques pressants, nous faisait chercher dans la formule elle-même des moyens d'action plus libres et plus efficaces. Frappé des avantages que pourrait avoir une solution albumineuse de sublimé dans des chlorures alcalins, solution semblable à la forme même dans laquelle le sublimé circule dans l'organisme, nous nous trouvâmes en quelque sorte avec Mialhe sur une voie physiologique, et nous nous mîmes à l'œuvre pour en doter notre formule. Nous eûmes alors le bonheur de voir nos prévisions se confirmer, et se réaliser tout entières à travers la longue série de nos observations cliniques. C'est ainsi que pendant une année d'études, nous pûmes suivre les effets de notre médication et en consigner le succès constant dans notre thèse.

Nous divisons ce travail en deux parties : La première comprendra l'historique, le procédé opératoire, l'art de préparer la solution, les doses, les effets locaux et généraux, la valeur et les indications de la méthode, le tout formant cinq chapitres. La seconde partie comprendra nos observations au nombre de quarante-quatre, avec un tableau qui les résume, et les conclusions qui en découlent.

Enfin, les nombreux travaux faits sur les injections hypodermiques en Italie, en Angleterre, en Allemagne, et plus récemment en France, nous ont engagé a donner une bibliographie étendue; on pourra de la sorte remonter à la source des ouvrages cités, et voir combien est grand déjà le nombre des médecins qui se sont occupés de la méthode.

Nous ne pouvons terminer cette introduction sans remercier notre ami, Charles Weiss, de la complaisance qu'il a mise à nous seconder dans les recherches nécessitées par ce travail.

TRAITEMENT DE LA SYPHILIS

PAR LES

INJECTIONS HYPODERMIQUES

DE SUBLIMÉ

A L'ÉTAT DE SOLUTION CHLORO-ALBUMINEUSE

PREMIÈRE PARTIE

CHAPITRE PREMIER

HISTORIQUE DE LA MÉTHODE HYPODERMIQUE MERCURIELLE.

En présence des effets puissants des médicaments introduits dans l'économie par la voie hypodermique, effets dus à une absorption immédiate et complète, il n'est point étonnant que, peu après la découverte de cette méthode par Wood, et sa vulgarisation en France par Béhier, quelques médecins aient eu l'idée de l'appliquer au mercure.

Les premières expériences, dans cette voie, sont dues au professeur Scarenzio de Pavie, qui, en 1864, employa le calomel à la vapeur suspendu dans un véhicule convenable, tel que glycérine, mucilage, eau simple. Dans les huit observations qu'il a publiées,

2

le résultat fut satisfaisant, sauf cependant que dans quelques cas il se produisit de petits abcès au niveau de la piqûre; mais l'effet fut incontestable. Le procédé de Scarenzio fut essayé en 1864 et 1865, à l'hôpital des vénériens de Milan par le docteur Ambrosoli; les résultats furent à peu près semblables à ceux qu'avait obtenus le médecin de Pavie.

Il en fut de même pour les injections que pratiquèrent, un peu plus tard, et toujours en Italie, les docteurs Riccordi, Monteforte. Cette méthode bonne, quant à ses résultats thérapeutiques, mais qui présentait un grave inconvénient, celui d'amener à sa suite une irritation locale constante au niveau de la piqûre, a été reprise en Belgique par M. Van Mons, qui, dans une communication faite à la Société des sciences médicales de Bruxelles, a rapporté un certain nombre d'observations de traitement de la syphilis, d'après les injections hypodermiques de calomel. Cet expérimentateur, comme ses devanciers, a eu à lutter contre de vifs accidents locaux qui, à eux seuls, suffirent pour faire rejeter la méthode.

En Angleterre Barclay Hill, 1866, employa directement les injections de sublimé. Dans onze cas d'accidents primitifs et secondaires, l'absorption s'est faite rapidement et donna de bons résultats. Il n'eut plus avec le sublimé de ces petits abcès consécutifs à l'injection du calomel.

Depuis, les docteurs Walker, Thomas James, dans le *Bristish med. journal* de juillet et décembre 1869, et Mc Call Anderson dans le *Glascow med. journal* de février 1870, ont cité plusieurs cas de syphilis où la méthode hypodermique a donné des succès remarquables.

En Allemagne, vers la même époque, un médecin de la Charité de Berlin, le docteur Georges Lewin, qui a publié les résultats de ses expériences en 1867 et 1869, pratiqua les injections hypodermiques sur une bien plus grande échelle que ses devanciers. Les observations de cet auteur consignées dans un volumineux ouvrage portent sur sept cents observations prises de 1865 à 1867. La substance injectée est comme pour Barclay Hill le sublimé et l'eau distillée ; dans quelques cas on a ajouté de la morphine pour faire tolérer l'injection. Il y eut souvent de petits abcès, des eschares superficielles sans gravité. La moyenne, d'après l'auteur, du nombre des injections pratiquées sur chaque malade, a été de 16, et la quantité de sublimé injectée à chacun d'eux, de 15 centigrammes, Lewin a traité exclusivement par le sublimé cent sept malades, et n'a observé que vingt-quatre récidives, soit 22 pour 100. D'après lui, le nombre de récidives, chez les syphilitiques, traités par la méthode ordinaire, serait de 81 pour 100. C'est là un chiffre à vérifier.

Les expériences de Lewin ont eu en Allemagne un grand nombre d'imitateurs.

Le docteur Cl. Boese rapporte dans sa thèse inaugurale huit observations de guérison d'accidents secondaires par l'injection du sublimé. La quantité moyenne de sublimé a été beaucoup plus considérable que pour les malades traités par Lewin, elle a été de 60 à 75 centigr. environ pour chaque malade.

Le docteur Klemm cite cinq observations à peu près analogues ; quant au docteur Mersheim qui rapporte dix-huit observations de syphilitiques, traités par la même méthode, tout en constatant des résultats thérapeutiques satisfaisants, il note la production d'abcès, de douleurs très-vives, et il établit ce fait important, que certains de ses malades auraient préféré les lenteurs du traitement ordinaire aux douleurs et aux accidents locaux que déterminent les injections.

Uhlemann de Vienne, Rosenthal, Kœlner à Breslau, essayèrent successivement la méthode de Lewin, sans la considérer comme un progrès réel. Le docteur Stuckheil (*Wien med. Wochenschrift, n° XX*, 1870) cite six cas du professeur Reder où la méthode hypodermique fut appliquée et dut être rejetée plus tard à cause des accidents locaux. Grunfeld qui a publié cinquante observations de traitement de la syphilis par les injections de sublimé, recueillies à la clinique de Sigmund, de Vienne, et le docteur Stöhr qui a donné les résultats de ce mode de traitement appliqué à 90 malades observés dans le service de clinique du professeur Bamberger à Würtzbourg sont loin d'être partisans de la méthode nouvelle. La durée du traitement serait en moyenne de 93 jours suivant Grünfeld qui signale les douleurs vives, les abcès, et qui conseille de réserver la méthode hypodermique pour les cas rares où l'on ne pourrait employer ni le traitement interne, ni les frictions.

Le docteur Stöhr est encore plus pessimiste, et conclut en disant que l'emploi des injections de sublimé pour la guérison des accidents syphilitiques est le mode de traitement le moins praticable qui ait été proposé.

Nous verrons dans le cours de ce travail combien et pourquoi ces jugements sévères sont erronés, et si réellement la méthode hypodermique appliquée à la syphilis n'est qu'une expérience stérile et dangereuse.

A côté de ces expérimentateurs malheureux nous trouvons des résultats favorables dans la thèse du docteur Gelber (Berlin, 1868), dans la *Gazette médicale de Vienne* par les docteurs Derblick, Wiederhoffer, Richter. Aloïs Paikert à l'hôpital militaire de Pressburg (*Allg. Ærtz. Ztg.* 1870), Hébra dans ses archives de dermatologie 1869, et Eulenbourg dans son volumineux ouvrage sur la méthode hypodermique en général, se louent des injections de sublimé dans la syphilis secondaire et tertiaire.

En France, le promoteur de la méthode fut le docteur Liégeois.

Nous aurons l'occasion de revenir à plusieurs reprises dans le courant de notre travail sur les résultats des injections de sublimé pratiquées par le regretté chirurgien de l'hôpital du Midi, si précipitamment enlevé à la science, résultats qu'il a communiqués à la société de chirurgie dans les séances des 2 et 9 juin 1869, et où, malgré ses statistiques et résultats favorables, il a été combattu d'une façon violente par M. Desprès qui fait sur une si vaste échelle de l'expectation la base du traitement des affections syphilitiques. Les travaux de Liégeois sont du reste consignés dans la brochure qu'il fit paraître en 1870, et intitulée : « Des résultats cliniques et scientifiques obtenus avec les injections sous-cutanées de sublimé à petites doses dans l'étude de la syphilis. »

Liégeois, à la suggestion de Lewin, commença ses expériences à Lourcine en 1867, et depuis les a continuées à l'hôpital du Midi. La formule de son injection est la suivante :

Eau distillée.	90 gr.	»
Sublimé.	0	20
Chlorhydrate de morphine. . . .	0	10

Il pratiquait journellement deux injections, ce qui fait un peu plus de 2 milligr. de sublimé par seringue de Pravaz de la contenance de 1 gr. de liquide.

Aucune réaction inflammatoire ne se produisait habituellement au niveau de la piqûre, la douleur était insignifiante, la salivation rare et très légère. La durée moyenne du traitement a été de trente-sept jours, les récidives dans la proportion de 9, 15 à 20 pour 100. Liégeois met surtout en relief l'excellent effet de la médication sur la nutrition des syphilitiques. L'augmentation de l'embonpoint et du poids des malades a été presque constante. L'éveil une fois donné par Liégeois, la méthode fut expérimentée de divers côtés en France. Dans les annales de dermatologie et de syphiliographie, un article du docteur Doyon nous apprend que M. Hardy qui avait institué chez un certain nombre de malades de son service à l'hôpital Saint-Louis le mode de traitemement préconisé par Barklay Hill, Lewin et Liégeois s'est trouvé dans la nécessité d'y renoncer par suite de la douleur ou des abcès que déterminèrent ces injections.

En 1868, M. A. Martin a proposé pour injections l'iodure de mercure et de potassium, et après avoir expérimenté avec des résultats favorables dans des cas de syphilis secondaire et tertiaire la solution qu'il préconise, conclut à la supériorité de la méthode hypodermique sur la médication interne et par frictions.

M. le professeur Gubler á expérimenté de son côté la méthode de Liégeois, et dans un de ses excellents cours à la faculté de médecine, il a consigné quelques-uns des points de vue de la question. Nous aurons l'occasion d'y revenir plus loin.

M. Bricheteau, en 1869, a appelé l'attention sur l'iodure de mercure et sodium sans preuve à l'appui. La solution préparée par M. Bouilhou est telle que 1 gr. de liquide contient 5 gr. de substance active. (*Bulletin thérapeutique*, 15 avril 1869.) Depuis, M. Léon Labbé, Spielmann, professeur au Val-de-Grâce, Galezowski, Mallez, Pouillet, et tout récemment Simonet et Marc Sée à l'hôpital du Midi, ont pratiqué avec succès la méthode hypodermique d'après les procédés de Martin et de Liégeois. Quelques-unes des observations de Liégeois ont été consignées dans les thèses de MM. Picquand, Blacher (Paris, 1869) et Bernard (août 1871, Paris). N'oublions pas, pour terminer cet historique, que M. Diday, dans son rapport à la société de médecine de Lyon en août 1870, et rapporté dans le *Lyon médical* du 14 août, a préconisé fortement la méthode de Liégeois.

La solution qu'il emploie est la suivante :

Eau distillée	45 gr. 00
Sublimé	0 gr. 10
Glycérine	10 gr. 00

et la dose quotidienne de sublimé injecté varie entre 7 et 8 gr. en 2 ou 3 injections.

Dron à l'Antiquaille de Lyon a suivi la méthode exposée par Diday ainsi que sa formule; il insiste sur la manœuvre opératoire grâce à laquelle il eut peu de douleur, point d'ulcération, point d'abcès dermiques.

Les résultats thérapeutiques ont été favorables, et les malades ont gagné en poids. Comme Diday, il attribue cette augmentation de poids de ses malades à l'absence de lésions des voies digestives; mais il possède trop peu d'observations pour juger en dernier ressort.

Enfin, dans la Gazette médicale de Strasbourg (1er juillet 1871), M. Schutzenberger rapporte trois des observations que nous avons faites dans son service, observations lues à la Société de médecine de Strasbourg; il indique en même temps en note la solution nouvelle que nous avons employée. Comme complément de ce rapide historique, nous renvoyons à la bibliographie.

CHAPITRE II

INSTRUMENTATION. MANOEUVRE OPÉRATOIRE. LIEU D'ÉLECTION.

Instrumentation. — Pour déposer le sublimé dans les aréoles du tissu cellulaire, on peut se servir à la rigueur de la seringue métallique de Pravaz. Sa contenance ordinaire représente 1 centimètre cube, c'est-à-dire, 1 gramme d'eau distillée. Mais elle est très-sujette à se détériorer : 1° en raison des altérations du métal par le sublimé; 2° en raison de l'adhérence insuffisante du corps de pompe et du trocart.

Il faut employer une seringue en gomme, buis, caoutchouc vulcanisé, substances inattaquables par le sublimé. En même temps l'ajustage du corps de pompe, au lieu de plonger simplement dans l'orifice évasé du trocart, doit se faire à l'aide d'un pas de vis. Il faut de plus : 1° que le corps de pompe soit d'une contenance à peu près double de celle de Pravaz pour injecter une quantité suffisante de solution; 2° que la canule soit plus longue de 1 à 2 centimètres pour pénétrer plus profondément dans le tissu cellulaire.

Manœuvre opératoire. — Quoique simple, elle réclame une attention parfaite, vu la nature irritante du sublimé. Après avoir rempli la seringue munie de la canule et en avoir chassé l'air, on fait à la peau un pli qu'on soulève assez fortement et à la base duquel on enfonce doucement l'instrument qu'on arrête après avoir éprouvé la sensation d'une résistance vaincue. Pendant tout le temps la seringue doit rester tangente à la région. Il est inutile de fixer le degré de pénétration, l'introduction de la canule entière n'ayant aucun inconvénient tant qu'on reste dans les limites du tissu cellulaire; il faut de plus tenir compte de l'épaisseur de la peau. La canule enfoncée trop superficiellement reste dans le derme; trop profondément elle pénètre dans le tissu musculaire. Pour éviter ce double écueil, nous observons que : 1° si la pointe est dans le tissu cellulaire sous-cutané, une pression légère exercée sur le piston suffit pour expulser le liquide; 2° si la pointe est dans le muscle, le piston n'avancera que sous une pression assez forte, résistance qui diminuera sitôt en retirant un peu l'instrument; 3° si la pointe enfin n'a pas dépassé les limites du derme, outre la difficulté de pousser le liquide, il se formera une tumeur dure, rougeâtre qui ne se développera plus en pénétrant davantage.

Il ressort de là que plus le sujet est gras, plus l'injection sera facile à faire par suite de l'abondance du tissu cellulaire. Une fois l'opération terminée, on retire la canule sans la faire tourner sur elle-même, ce qui augmente inutilement l'ouverture de la peau et fait souffrir le malade. Si le contenu d'une seringue, et ceci est surtout applicable à la seringue de Pravaz, n'est par suite de maladresse qu'incomplétement injecté, ou s'il est insuffisant, on peut recommencer l'opération, ou ce qui est préférable laisser la canule en place, remplir le corps de pompe et injecter à nouveau. Sans parler ici du lieu d'élection, nous dirons dès maintenant qu'on doit éviter de piquer les troncs nerveux et les veines volumineuses. Il faut aussi faire l'injection lentement, sinon, surtout chez les sujets épuisés, le tissu cellulaire conjonctif facile à dilacérer forme, lorsque l'injection est poussée avec une certaine force, une tumeur à contours irréguliers, pouvant amener des accidents locaux.

La négligence de ces règles, sans grande importance pour d'autres substances, peut dans notre cas devenir une source fréquente de revers. Ajoutons qu'il est bon : 1° de masser un instant le tissu cellulaire au point et dans le voisinage de la piqûre; 2° de tenir l'instrument dans un grand état de propreté. Comme précaution personnelle il faut éviter de se piquer, car il pourrait se faire que l'opérateur s'inoculât la syphilis avec un trocart imprégné de virus.

Lieu d'élection. — Il a une portée incontestable. Borné au point douloureux dans la névralgie, il faut le varier quand le médicament doit produire des effets généraux ; à moins d'indications formelles, comme par exemple dans l'une de nos observations où nous avons fait les injections au voisinage d'une tumeur gommeuse, il faut s'éloigner des régions riches en filets nerveux, afin de rendre l'opération moins douloureuse. Les portions enflammées et les endroits où le tissu cellulaire rend difficile le soulèvement de la peau doivent encore être évités. Il est nécessaire aussi d'exclure la jambe et l'avant-bras. Nous y avons toujours remarqué que les injections ont été suivies de gonflement, de douleur vive, et souvent d'une sensation de tension pendant plusieurs heures. Le bras, surtout au côté externe, la face postéro-interne de la cuisse, le dos au voisinage de l'omoplate (Léwin et Liégeois) sont des endroits avantageux. Quand la chose est possible, la fesse si riche en graisse et tissu cellulaire est d'après nous le meilleur lieu d'élection. Gubler aussi trouve excellentes les régions du dos, et surtout de la fesse, non-seulement à cause de l'abondance du tissu cellulaire, mais parce que, peu riches en capillaires et filets nerveux, elles possèdent une température moins élevée que le reste du corps, et par suite prêtent moins à l'irritation et à la douleur. C'est pour cette raison qu'il proscrit les injections au niveau de l'abdomen, de la poitrine, des joues, du cou, régions qui, quoique abondantes en tissu cellulaire, sont riches en vaisseaux. Lorsqu'un malade veut s'injecter lui-même, je lui recommande soit les côtés de la poitrine, soit la partie antérieure et externe de la cuisse, en alternant de droite à gauche, pour ne pas fatiguer les régions par des piqûres répétées et trop rapprochées les unes des autres.

CHAPITRE III

Des effets locaux de l'injection hypodermique mercurielle. — Solution. — Son importance. — Doses. — Méthode de traitement.

Une des circonstances qui compromettent le plus l'avenir des méthodes nouvelles est la tendance qu'on a, d'en exagérer l'efficacité, d'en négliger l'étude pratique et de taire les dangers auxquels elles exposent. Nous voulons aller droit au devant de cette objection en prévenant les expérimentateurs de tous les obstacles qu'elles peuvent mettre sur leur route.

Effets locaux de l'injection. — Au passif des injections hypodermiques nous trouvons tout d'abord la *douleur*. Il est incontestable que la petite opération nécessitée par chaque injection détermine une douleur passagère. Quelquefois cette douleur fut assez persistante, mais ces cas sont rares et le malade d'ordinaire s'habitue vite à ce mode de traitement. La douleur et l'irritation locale sont du reste d'autant plus grandes que la dyscrasie est plus prononcée et l'épuisement du malade plus considérable. Liégeois, pour parer à cet inconvénient ajoutait du chlorhydrate de morphine à la solution, chose superflue, comme nous l'avons vu, dès que l'injection est bien faite et le lieu d'élection convenable. Peut-être pourtant ce correctif a-t-il sa raison d'être dans les cas de douleurs ostéocopes? Le second reproche qu'on a fait aux injections, c'est qu'elles donnent lieu à des lésions locales. Ici, à la manœuvre opératoire et au lieu d'élection s'ajoute le choix d'une solution.

Solution. — Son importance. — Le sublimé est un caustique qui désorganise les tissus si la solution est ou défectueuse ou trop concentrée. Le calomel n'est pas moins dangereux. Van Mons eut avec lui des abcès de la grosseur d'un œuf, et cela presque à chaque injection. Störk signale le même danger.

La solution de sublimé de Lewin renfermant 6 à 13 milligrammes de substance par gramme d'eau distillée, a très-souvent déterminé des indurations, abcès, eschares, ulcérations, gangrène de la peau, etc. Seul, Liégeois a pu éviter les accidents locaux du sublimé, en l'employant à petites doses :

Eau distillée	90 gr.	»
Sublimé	»	20

Ce qui fait un peu plus de 2 milligrammes de substance par gramme d'eau distillée.

Mais à moins de fatiguer le malade par des injections trop fréquentes, l'emploi de doses minimes est insuffisant dans bien des cas.

Convaincu de l'importance de la solution, et désireux d'en faire tolérer des doses puissantes, la préparation devenait un point essentiel. Ne perdons pas de vue en effet que le principal avantage de la méthode est de faire absorber le médicament rapidement, afin d'avoir une action rapide et que, comme le démontre Claude Bernard, 1° la rapidité d'absorption est en raison directe de la concentration de la solution; 2° la rapidité de la guérison est proportionnelle à la quantité injectée journellement.

Nous savons que la solution de sublimé *précipite les liquides albuminoïdes* et se transforme en chloro-albuminate de mercure.

La sérosité qui s'infiltre dans les mailles du tissu cellulaire amène cette combinaison dès les premières gouttes injectées.

Ce fait chimique, qui fut le point de départ de nos études sur la solution albumineuse, ne s'oppose nullement à l'action thérapeuthique, car les agents dissolvants de l'économie, chlorures ammonique, sodique etc., liquéfient la combinaison et permettent son passage dans le réseau vasculaire.

Mais d'un autre côté, le fait de la précipitation du sublimé par l'albumine, devient la cause principale des indurations sous-cutanées que nous avons observées. Les autres accidents, tels que abcès, eschares, phénomènes inflammatoires, gangrènes superficielles, etc., sont, abstraction faite de quelques états particuliers, le résultat ou bien de la causticité de la liqueur, ou bien de l'irritation et de la constriction des tissus autour du coagulum.

Or venons-en à la recommandation de Mialhe. Dans toute injection hypodermique destinée à produire un effet général, il faut éviter avant tout les liquides acides et coagulant le blanc d'œuf. En effet ces liquides produisent une irritation et une action spéciale au niveau de piqûres, causes qui font que la substance n'est pas absorbée quantitativement par l'économie, telle qu'elle a été injectée. Dans le cas particulier du sublimé, ces deux sortes d'inconvénients proviennent, 1° quant à l'irritation, de l'acidité connue de la solution de sublimé, 2° quant à l'action, de la propriété qu'a la solution de coaguler l'albumine.

Il faut donc, par une préparation pharmaceutique convenable, écarter ces effets funestes, et enrayer la double cause qui les produit.

Niemeyer vante, dans son traité de pathologie interne, la solution albumineuse que Bœrensprung prescrivait à ses malades, en observant que, n'irritant pas le canal digestif, elle pouvait se donner à doses bien plus fortes. Cette solution de Bœrensprung répond à peu près à la solution de Mialhe qui est du reste plus complète.

Le coagulum pur et simple au sublimé, appelé par Mialhe et Lassaigne *mercure animalisé*, forme la base des biscuits antisyphilitiques d'Olivier, et des pilules de mercure animalisé.

Quelques cliniciens supposent que la solution albumineuse

quoique bonne, est plus faible que la solution pure et simple, ayant sans doute en vue que l'albumine, étant le contre-poison du sublimé, doit en atténuer l'effet.

Cependant Gubler et Mialhe n'admettent pas cette infériorité de la préparation albumineuse quant aux autres solutions.

La propriété que possède l'albumine de précipiter un grand nombre de solutions métalliques, dit Gubler (*Commentaires thérapeutiques*, art. *OEuf de poule*), *fait considérer ce corps comme le contre-poison chimique par excellence des sels de cuivre et de mercure, aussi l'usage s'en est-il vulgarisé depuis les travaux d'Orfila. Il ne faut cependant pas oublier que l'albumine en excès redissout le précipité qu'elle a formé d'abord, et que l'absorption va s'effectuer sur ce nouveau composé aussi bien que sur la solution cuprique ou mercurielle; seulement sous la forme d'albuminate le métal cesse d'être un irritant local.* »

Le médicament, passé dans le sang, reste donc identique comme action générale, qu'il soit ingéré à l'état de sublimé pur ou à l'état de sublimé à l'albumine. Je dirai plus : il ne passe dans le sang qu'après s'être emprisonné dans un coagulum albumineux, redissout ensuite et maintenu en solution par les chlorures alcalins de l'économie.

L'albumine n'est donc pas un antidote, mais un neutralisant très-momentané de l'action du sublimé dans l'économie. C'est en partant de ce fait qu'apparaît dans tout son jour la supériorité de notre solution. Ainsi une solution simple de sublimé s'emprisonne d'abord dans un coagulum, pour être redissoute après; un coagulum, tel que les biscuits d'Olivier sera forcé d'attendre sa dissolution, et ce n'est qu'une solution albumineuse *maintenue d'avance liquide* par les chlorures alcalins, qui aura son effet général le plus rapide, parce qu'elle passera de plain-pied dans l'économie et agira sans transformation préalable.

Ici pas de retard dans l'action, pas de craintes qu'une cause tenant à la substance elle-même puisse enrayer le résultat thérapeutique ; et c'est ici enfin que notre procédé trouve un secours inattendu. Quel est en effet le mal qui fit rejeter par un grand nombre d'opérateurs les injections hypodermiques de sublimé?

Ce sont les accidents produits par les piqûres. Notre solution, comme le prouveront nos observations, met à l'abri de ces accidents parce qu'elle est neutre au papier bleu de tournesol, et qu'elle n'exerce aucune action coagulante sur les liquides albumineux de l'économie. Dès lors l'irritation et l'action au niveau des piqûres sont réduites à leur minimum d'effet, et nous n'avons ni inflammations du tissu cellulaire, ni indurations sous-cutanées, suite d'un coagulum enrayant ou retardant le passage dans la circulation, du médicament employé. Celui-ci, dégagé des inconvénients attachés aux autres solutions, a la portée thérapeutique la plus sûre et la plus rapide possible, se trouvant sous la forme la plus assimilable. Notre solution est la liqueur mercurielle normale de Mialhe, modifiée comme il suit :

Bichlorure mercuriel		1	gr. 25
Chlorure ammonique.		1	— 25
Chlorure sodique.		4	— 15
Blanc d'œuf	n°	1	
Eau distillée		250	— »

La préparation est la suivante :

Bichlorure mercuriel		1	— 25
Chlorure ammonique.		1	— 25
Chlorure sodique.		4	— 15
Eau distillée		125	—

Faire dissoudre et filtrer.

Blanc d'œuf	n°	1	
F. solution de		125	— »
Avec eau distillée.		q. s.	— »

Filtrez.

Réunir les deux solutions et filtrer.

1 gramme de cette liqueur contient 5 milligrammes de sublimé.

A titre de recommandation pratique, mentionnons l'importance d'un liquide *récemment* préparé, qu'on gardera dans un flacon bouché à l'émeri.

Dans ces conditions le liquide n'occasionnera aucune espèce d'irritation au niveau des piqûres, ni inflammation, ni abcès, ni eschare du tissu cellulaire; les nodosités, les indurations sous-cutanées, réduites à de simples bourrelets indolores sont très-rares et se résorbent en trois ou quatre jours.

Doses. Méthode de traitement. — Les doses varient selon les cas; nous ne pouvons, quant au rapport des doses entre la méthode par injection et les autres méthodes, qu'énoncer ce fait général, à savoir que dans la première, elles sont toujours moindres que dans les autres.

L'absorption par voie d'injections étant plus parfaite, il faut en effet une dose plus faible que si l'on administrait le médicament en potion, pilules ou voie endermique.

Par voie interne, une partie du médicament échappe à l'absorption et est rendue avec les excrétions; par voie endermique, les frictions plus ou moins bien exercées font varier la capacité absorbante de l'épiderme.

Dans les cas où le danger n'est pas pressant nous préférons un traitement à petites doses. D'après Liégeois aussi une hydrargyrose lente est supérieure, et les récidives plus rares. Mais autant les petites doses peuvent être bonnes et nécessaires dans les cas ordinaires, autant il faut saturer rapidement l'organisme, agir à hautes doses, dans les accidents graves, tels qu'iritis, retinite, syphilis cérébrale, etc., sans se préoccuper des autres conditions. C'est là que la méthode hypodermique bien appliquée a trouvé ses plus beaux succès.

La dose moyenne de la solution albumineuse de sublimé est par jour de 1 centigramme en deux injections, une le matin, une le soir.

Cette dose peut être réduite à 5 milligrammes par jour ou 1 centigramme tous les deux jours seulement chez les gens affaiblis, les femmes et les sujets dyscrasiques. Très-souvent, du reste, vers la fin du traitement nous nous tenons à ces dernières doses. Chez les jeunes sujets la dose sans doute peut être encore réduite davantage, soit 2 à 3 milligrammes par jour. C'est la dose de Wiederhoffer, expérimentée à ce qu'il paraît avec succès à Vienne.

Dans les cas graves notre dose peut monter jusqu'à 2 et 3 centigrammes en deux injections par jour. Pour injecter toute la dose avec la seringue de Pravaz, nous laissons la canule en place et injectons à nouveau après avoir rempli le corps de pompe.

CHAPITRE IV

VALEUR COMPARATIVE DE LA MÉTHODE HYPODERMIQUE ; SES AVANTAGES ET SES INDICATIONS.

Pour juger la valeur de la méthode, comparons les divers modes de traitement mercuriel.

Voie digestive. — Le sublimé ne peut être administré longtemps par voie digestive, sans déterminer une série de troubles gastriques et intestinaux. S'il est toléré, et c'est sous la forme chloro-albumineuse qu'il l'est le mieux (Gubler), on ne peut pas compter sur son absorption complète ; les diverses idiosyncrasies, l'intégrité plus ou moins grande de la muqueuse gastro-intestinale, le plus ou moins de vacuité de l'estomac, feront varier ses conditions de passage dans le sang.

La période digestive peut souvent suspendre l'absorption ou du moins la ralentir ; les selles entraîneront aussi une partie de la substance active, bref la réunion de toutes ces causes rendra l'absorption variable, et nous expliquera les énormes différences observées dans l'action médicamenteuse. Par suite même de cette altération du tube digestif, il faut, pour que le traitement interne ait une valeur curative réelle, augmenter la dose journellement et la maintenir très-longtemps ; les résultats thérapeutiques n'arrivent qu'après une longue administration, pendant laquelle la détérioration de la muqueuse gastro-intestinale expose à des diarrhées souvent rebelles, à des vomissements, etc. — Nous signalons à ce sujet, l'observation d'un de nos malades, qui, atteint d'accidents secondaires, tels que syphilides papuleuses, pustules ulcérées, engorgements ganglionnaires, prit pendant soixante-dix jours de fortes doses de sublimé sans amélioration. Soumis aux injections, il guérit rapidement. Les autres préparations mercurielles qu'on administre dans les cas de syphilis, outre leur action moins énergique que le sublimé, exposent pour le moins aux mêmes inconvénients que lui; le calomel, par exemple, amène surtout des accidents buccaux, tels que stomatite et salivation; le protoïodure a une action peu énergique; il nécessite un long traitement, et, plus que le sublimé, expose à des accidents buccaux, à des récidives (Liégeois).

Dans ces derniers temps on a employé contre la syphilis des suppositoires d'onguent mercuriel et de beurre de cacao. Ce procédé fut mis en usage par M. Leroy, interne de M. Simonet à l'Hôpital du Midi, et par Lebert en Allemagne. Pour ce dernier chaque suppositoire renfermait cinq à trente centigrammes d'onguent mercuriel. On augmentait progressivement la dose, en ajoutant de la morphine en cas de douleur. La dose totale était de vingt à vingt-cinq suppositoires.

Mais l'absorption par le rectum comme par l'estomac est incomplète et expose à une vive irritation intestinale, de sorte que les expérimentateurs de ce nouveau mode de traitement ont du y renoncer, le trouvant plus défectueux encore que l'administration par les voies supérieures.

La méthode hypodermique a l'avantage de préserver le tube digestif et de laisser intacte une des grandes fonctions de l'économie, qu'elle semble au contraire favoriser.

Voie endermique. — Les frictions, meilleures que la plupart des autres méthodes, présentent, à côté d'une grande énergie thérapeutique, une série d'inconvénients que la méthode hypodermique, bien moins longue et moins pénible, permet d'éviter.

La pommade mercurielle, outre le mercure métallique à l'état d'extrême division (mercure éteint), renferme de l'oxyde de mercure. Pour expliquer son absorption, Mialhe admet que le mercure se trouvant en contact des chlorures de la peau, passe, sous l'influence de l'air, à l'état de sublimé. Cela se peut évidemment, mais s'il en était ainsi pour la dose complète, il s'en suivrait une rapide intoxication. Il faut donc admettre que l'action mécanique du frictionnement imbibe l'épiderme, et que si une partie du mercure se décompose, une autre partie se transforme en vapeurs et pénètre dans le sang. L'air ambiant lui-même se charge de vapeurs développées pendant les frictions, et les fait passer dans l'organisme par l'intermédiaire des poumons. Peut-être enfin l'oxyde de la pommade est-il l'agent actif?

Tout est obscur dans ce mode d'action; tout est obscur surtout dans la quantité absorbée; celle-ci varie encore avec les diverses constitutions et idiosyncrasies. De ces inconnues, il résulte que les effets thérapeutiques sont très-variables, sans que nous puissions savoir les causes de cette variabilité, contrôler les lois qui les régissent, et trouver les moyens d'y remédier. A côté de cette absence de précision dans le dosage, l'action et la médication, notons encore le traitement préparatoire, c'est-à-dire la débilitation de l'organisme par les purgatifs et la diète.

La méthode hypodermique, loin d'amener la salivation et la stomatite, l'anémie et la cachexie, limite à coup sûr le sublimé dans un cercle thérapeutique, et constitue ainsi une supériorité considérable sur les frictions.

Les médecins croyaient généralement autrefois que la salivation était indispensable au succès d'un traitement hydrargyrique. Il n'en est rien. La salivation et la stomatite n'ont même pas l'avantage de révéler la saturation médicamenteuse; elles ne constituent qu'un effet toxique, puisqu'elles surviennent quelquefois avant tout effet thérapeutique.

J'ai vu une glossite parenchymateuse et des lésions de la bouche et de l'isthme guttural, mettre la vie en danger à la suite d'une seule onction napolitaine faite sur l'hypogastre pour une péritonite puerpérale. (Gubler, *Commentaires thérapeutiques*, art. *Mercure*.)

Elles sont un phénomène réflexe et sympathique ou d'élimination du mercure, auquel la vapeur métallique respirée par le sujet, peut contribuer; le mercure qui possède en effet une tension de vapeur mesurable à quinze degrés doit fournir des émanations considérables à la chaleur du corps humain (Gubler).

Nous avons déjà dit que notre méthode permet presque à coup sûr d'éviter cet accident redoutable qui détériore le malade, force parfois le praticien d'interrompre le traitement, et par le fait même rend le mal au moins stationnaire.

N'oublions pas non plus que l'usage des frictions amène parfois des exanthèmes aigus cutanés (ecthyma mercuriel), qu'il est désagréable par lui-même et réclame de grands soins de propreté.

Voie épidermique. — Cette méthode consistant en bains et lotions, est applicable tout au plus aux jeunes sujets. Son action est simplement topique, vu que l'épiderme normal n'absorbe rien, et par conséquent ne peut entraîner aucun effet général.

Voie hypodermique. — Parmi tous les avantages déjà signalés, nous ne voulons que rappeler les principaux : Point de salivation, point d'irritation stomacale et intestinale, dosage précis, mathématique, absorption immédiate et complète, et, comme effet capital, la promptitude d'action si précieuse dans certains cas.

Avec notre solution tous ces avantages sont assurés, puisqu'elle met à l'abri des accidents locaux, même avec des doses considérables, comme le prouvent nos injections doubles par la même piqûre.

Pour déterminer la rapidité d'action du sublimé introduit par injection, relativement à l'action par voie intestinale, nous avons pris 2 lapins de même portée, à jeun depuis 10 heures, auxquels nous avons administré une même dose de sublimé, à chacun 20 centigrammes dans 4 grammes d'eau distillée.

Premier lapin : Poids, 1860 grammes. Injection faite dans le tissu cellulaire du cou.

Au bout de 45 minutes, l'intoxication s'annonce, et l'animal meurt 1 heure 25 minutes après l'injection, avec tous les caractères d'empoisonnement, dyspnée, vomissements, nausées, crampes, salivation, mouvements convulsifs agitant le tronc et les membres postérieurs, respiration saccadée, chute rapide du thermomètre placé dans le rectum (39 à 34°).

Deuxième lapin : Poids, 1800 grammes. Sublimé donné en ingestion.

Au bout de 2 heures 45 minutes l'animal accuse quelques crampes, de la salivation, quelques vomissements, de la dyspnée; ces accidents augmentent jusqu'au moment de la mort, survenue 3 heures et demi après l'ingestion.

J'aurais dû répéter ces expériences, mais, telles qu'elles sont, elles mettent cependant en évidence ce fait comparatif, à savoir que les accidents et la mort ont été deux fois plus rapides dans le premier cas que dans le second.

Dans deux autres expériences, nous avons voulu comparer l'absorption du rectum à celle de l'estomac, mais le rectum n'a pas retenu la dose. A ce propos, nous dirons que MM. Coze et Feltz, réunissant les différentes voies d'absorption selon la rapidité absorbante, les classent ainsi : 1° veine; 2° tissu cellulaire; 3° rectum; 4° estomac; 5° poumon.

Un fait à remarquer, c'est que les injections guérissent souvent avec des doses relativement très-faibles, des syphilis invétérées ou abandonnées des autres méthodes.

Déjà Liégeois, par des doses croissantes de sublimé, est parvenu à guérir :

1° En 20 jours, un sujet atteint de syphilides tuberculo-crustacées, pour lesquelles il avait été traité sans succès pendant une année entière;

2° En 2 jours, un iritis syphilitique, rebelle antérieurement;

3° Une dyspnée extraordinaire due à des plaques muqueuses du larynx, dyspnée telle que le jour de l'entrée du malade à l'hôpital on faillit pratiquer la trachéotomie.

Félix de Willebrand (voir Bibliographie) cite 2 cas remarquables d'ancienne syphilis grave et invétérée admirablement guéris par les injections. J'ai trouvé qu'elles méritaient d'être relatées.

1° Un homme de 52 ans était porteur d'une vieille syphilis ma-

5

nifestée par différentes formes, roséole, psoriasis palmaire, revenant fréquemment, ulcérations de la gorge, ozène, périostite des os du nez, exostoses, périostite du coude, dyspepsie, cachexie spécifique, affection ulcéreuse du larynx. Différents traitements n'avaient pu l'enrayer. Soumis aux injections, le malade reprit des forces, de l'embonpoint, et la cachexie, ainsi que les accidents locaux, ont pour ainsi dire disparu.

2° Un homme de 46 ans était porteur d'une syphilis datant de 6 ans, caractérisée par des périostites, des gommes, des ulcérations du larynx. Les injections seules, après d'autres traitements, triomphèrent de ces accidents.

En rapprochant ces 2 observations d'observations analogues consignées par Lewin et Liégeois, ainsi que de celles que nous avons pu recueillir, nous arrivons à conclure que la méthode hypodermique réussit encore là où tout autre traitement avait échoué.

Elle peut être d'un grand secours aussi chez l'enfant, soit qu'il refuse d'avaler le médicament, soit qu'il ne le supporte pas, par suite de mauvais état gastrique, disposition aux nausées, vomissements, si fréquents chez les jeunes sujets syphilitiques. Nous n'avons pas eu l'occasion de l'essayer sur eux, mais les indications sont favorables, bien que Monti (voir Bibliographie) n'en ait pas eu l'effet désiré. D'un autre côté, Wiederhoffer, à Vienne, chez des enfants atteints de syphilis congéniale, eut de bons résultats avec les injections à la dose de 2 milligrammes de sublimé par jour, et Liégeois paraît aussi s'en être bien trouvé dans des cas semblables de sa clientèle privée.

Leur indication est formelle chez les adultes ne pouvant avaler facilement le médicament par suite d'un défaut de déglutition, dû à des ulcérations du larynx ou du pharynx, ou à quelque autre obstacle de la voie. Il en est de même de ceux chez qui l'état général, détérioré par une affection chronique concomitante, est une contre-indication au traitement trop énergique par les frictions.

Par notre titre même, nous ne devons nous occuper que des

applications à la syphilis ; nous ferons pourtant une légère digression à propos d'autres affections graves où l'hydrargyrose rapide est commandée. Il est facile d'entrevoir de quel puissant secours serait la méthode par injections dans la méningite des enfants et des adultes, soit que le malade refuse d'avaler, soit que la gêne de la déglutition l'en empêche. Les résultats seraient plus certains, la résorption des dépôts exsudatifs plus rapide que par une autre méthode mercurielle, d'autant plus que dans les maladies graves, comme la méningite, par exemple, l'absorption intestinale se fait mal ou pas du tout, enrayée qu'elle est par le mauvais état des voies digestives. Ce que nous disons de la méningite s'applique à la pleurésie, fièvre typhoïde au début, méningite cérébro-spinale, maladies cutanées rebelles non syphilitiques, etc.

Lewin et Liégeois ont remarqué la rareté relative des récidives et leur peu de gravité quand elles surviennent à la suite du traitement hypodermique ; Liégeois surtout, insiste sur le fait que les récidives, d'une bénignité remarquable, guérissent avec un petit nombre d'injections, tandis qu'il n'est pas rare de voir à la suite du traitement interne ou endermique des récidives aussi graves que les premières manifestations. Il remarque aussi qu'un traitement rapide, à fortes doses de sublimé, exposait davantage aux récidives qu'un traitement à petites doses. Il a, de plus, observé ce fait général que j'ai vérifié moi-même, à savoir que les malades qui avaient subi un traitement mercuriel quelconque antérieur, étaient moins exposés aux récidives que les malades vierges de tout traitement.

Pour notre part, nous avons revu, 3 et 4 mois après leur guérison, quelques-uns de nos malades, deux d'entre eux 10 mois après, à Paris, et chez tous les résultats s'étaient maintenus. Mais malgré la persistance de leur guérison, nous sommes loin de vouloir affirmer leur immunité vis-à-vis des récidives ultérieures.

Il s'agit, en effet, de bien préciser la signification du mot récidive, appliqué au retour d'accidents syphilitiques. Ce mot est synonyme de poussée. Or, la syphilis ne révèle pas constamment son existence par des manifestations permanentes, elle se traduit par un certain nombre de poussées successives que le traitement peut enrayer plus ou moins. La médication peut donc être efficace contre les accidents, mais son action contre la source de ces accidents est beaucoup moins claire.

Nous ajouterons enfin une considération finale, c'est que la méthode, d'une efficacité qui n'échappe pas aux malades, est une cause puissante qui les retient dans les hôpitaux jusqu'à leur complète guérison.

Des indications de l'injection. — Les injections de sublimé sont indiquées dans tous les cas où la syphilis réclame un traitement mercuriel.

Nous n'entendons point par là que le mercure est un spécifique, qu'il agit sur l'organisme syphilisé en neutralisant le virus; le mercure a des propriétés générales, il dénourrit les tissus en commençant par les tissus hyperplasiques : c'est là le fait. La syphilis est une maladie essentiellement caractérisée par des hyperplasies. Le mercure est surtout un modificateur énergique de toutes les syphilides superficielles; nous verrons par nos observations qu'il a surtout manifesté sa puissance dans les exanthèmes, les iritis, c'est-à-dire les accidents épithéliaux; aussi notre regretté maître, M. le professeur Küss, n'appliquait-il le mercure qu'aux accidents du tissu épithélial, réservant l'iodure de potassium contre les accidents du tissu conjonctif, c'est-à-dire les accidents tertiaires. Ces opinions, confirmées par nos recherches, ne doivent pourtant pas être exclusives, car nous sommes parvenus à guérir quelques cas de syphilis tertiaire, entre autres deux tumeurs cérébrales avec hémiplégie, alors que l'iodure de potassium, employé longtemps et à haute dose, avait complétement échoué.

Nous n'avons jamais fait d'injections préventives, et nous croyons inutile d'employer un traitement mercuriel tant que les manifestations ne se sont pas généralisées, d'abord parce que le diagnostic différentiel du chancre infectant est souvent incertain, ensuite parce qu'il y a des chancres syphilitiques qui ne donnent lieu qu'à des accidents simples contre lesquels un traitement très-actif n'est pas nécessaire.

En résumé, l'indication des injections est certaine dans les formes secondaires. Aucune de ces formes n'a été réfractaire à nos injections, même la forme ulcéreuse que Liégeois et Diday ne sont parvenus à traiter qu'au prix d'accidents notables, au niveau des piqûres. Nous verrons que, comme Lewin et Liégeois, nous avons encore eu de puissants résultats dans la syphilis tertiaire.

CHAPITRE V

DES EFFETS DES INJECTIONS HYPODERMIQUES DE SUBLIMÉ SUR L'ÉCONOMIE. — LEUR ACTION SUR CERTAINS ÉTATS PHYSIOLOGIQUES ET PATHOLOGIQUES.

Dans le cours de nos observations nous avons cherché à nous rendre compte de ce que devient l'état général de nos malades. Nous avons été surpris de la différence notable qui existe à ce point de vue entre ceux soumis aux injections et ceux soumis aux autres traitements.

Effets des injections. — Tandis que le traitement par pilules ou frictions amène souvent une émaciation marquée, le traitement par injection active les fonctions, accélère la circulation; le pouls devient fort et plein, le visage est coloré, les forces augmentent; la digestion est régulière, l'appétit est vif, les selles sont normales et la diurèse est abondante; en un mot, un embonpoint réel dénote une suractivité d'assimilation nutritive. Liégeois a insisté sur ces phénomènes, et les a constatés par la pesée régulière des malades.

Il explique ces résultats favorables au moyen d'expériences faites sur l'homme et l'animal sains, et en conclut que le sublimé est un reconstituant de l'organisme. L'augment de l'embonpoint et des forces n'est donc pas pour lui une conséquence de la guérison, mais avant tout de la suractivité des phénomènes nutritifs. Cette opinion est partagée par un certain nombre d'auteurs. MM. Basset, A. Martin, Richard ont tour à tour signalé l'effet favorable du mercure sur la nutrition des syphilitiques, et l'*Union médicale* (n° 90, 1869) rapporte deux observations de sujets même non sy-philitiques, chez lesquels M. Almès a employé le sublimé comme reconstituant.

Dans la deuxième, il s'agit d'une jeune fille récemment accouchée. Nous eûmes, dit M. Almès, l'idée d'employer le sublimé à la dose de 2 milligrammes par jour. L'effet fut rapide. Dès la première semaine l'appétit reprit et le sommeil revint. La sécrétion lactée se fit en proportions normales; il y eut engraissement, retour des forces, amélioration du teint et enfin tous les effets de la médication reconstituante la plus efficace, effets qui ne se sont point démentis depuis quatre années. Nous ne voulons aucunement nier la possibilité du pouvoir reconstituant du mercure à petite dose, effet observé aussi pour l'iodure de potassium par M. Küss, mais nous croyons qu'il faut des expériences nouvelles et spéciales à ce sujet avant de conclure. Jusqu'à nouvel ordre donc, nous admettons qu'à petites comme à fortes doses, l'augment d'embonpoint observé chez nos malades soumis aux injections est dû, non pas à une action spéciale du mercure, mais à la chute des manifestations syphilitiques. Alors les fonctions s'équilibrent, l'organisme reprend son cours normal, et la nutrition se refait comme avant l'affection, dans toute sa plénitude physiologique.

Ajoutons que cette activité de nutrition, comme nous l'avons déjà répété, se manifeste d'autant mieux par les injections que les organes digestifs restent sans atteintes.

États physiologiques. — *Age.* — Chez les enfants, bien que la sensation de la piqûre soit moins facile à tolérer, il est des cas où les injections sont formellement indiquées, et le seul mode thérapeutique pouvant encore amener des résultats.

Chez les adultes dont le corps s'accroît, le travail d'assimilation l'emporte sur la désassimilation, pour les produits sains comme pour les produits morbides. Cette loi d'évolution biologique est donc favorable à la marche progressive des produits hyperplasiques, aussi avons-nous constaté qu'il fallait plus d'injections aux jeunes sujets qu'aux sujets âgés.

Par contre, chez l'adulte, les hyperplasies une fois limitées, les fonctions générales reprennent un essor rapide et réparateur.

Le vieillard désassimile plus qu'il n'assimile, et perd de son poids à mesure qu'il avance vers le terme de l'existence. Cet état de régression relative s'étend aux produits morbides et permet un effet plus rapide du sublimé. Par contre aussi, réparant moins ses tissus, le vieillard modifie moins aisément son état constitutionnel.

Sexe. — Chez les sujets syphilitiques du sexe féminin, il a fallu une quantité un peu plus faible de sublimé que chez les sujets masculins du même âge.

Menstruation. — La menstruation n'a jamais été pour nous une contre-indication à la continuation du traitement, la période cataméniale n'ayant été altérée par les injections sous le rapport ni de la quantité ni de la qualité de l'écoulement. Jamais non plus les injections n'ont provoqué ni aggravé l'état d'irritabilité de l'utérus et des ovaires pendant la période menstruelle.

Grossesse. — Une de nos observations nous a amené à examiner l'influence que pouvait avoir un traitement mercuriel par injections sur les femmes enceintes syphilitiques. La malade était enceinte de cinq mois au moment du traitement pendant lequel elle eut un état puerpéral tout à fait normal, tandis qu'auparavant elle avait déjà avorté deux fois.

Malheureusement nous avons perdu cette femme de vue, et nous ne savons pas si elle a accouché d'un enfant syphilitique ou non, ou si même cet enfant a vécu; mais, en consultant Lewin, nous avons trouvé une statistique prouvant que les femmes syphilitiques avortent avec la méthode par injection 19 pour 100 en moins qu'avec l'expectation, et 3, 5 pour 100 en moins qu'avec la méthode par friction. Liégeois aussi veut qu'on donne la préférence aux injections dans les affections syphilitiques des femmes enceintes dont, dit-il, la susceptibilité du tube digestif pour les préparations mercurielles est en général fort grande. Le sublimé à l'intérieur peut en effet produire des gastro-entérites retentissant sur l'état

6

puerpéral, aggravant les phénomènes sympathiques, et pouvant entraîner l'avortement. Les frictions à leur tour peuvent avoir une action toxique directe sur le fœtus, tout en détériorant l'organisme de la mère.

États pathologiques. — Les sujets atteints de diarrhée aiguë ou chronique doivent également être traités avec beaucoup de circonspection parce que leur état débilité est très-sensible aux moindres doses médicamenteuses.

L'apparition des maladies aiguës, telles que pneumonie, fièvres éruptives, peut être une contre-indication de tout traitement syphilitique dans les cas ordinaires.

Quelques maladies cependant, telle que la méningite, le rhumatisme articulaire aigu, susceptibles d'un traitement hydrargyrique, ne sont pas une contre-indication, et peuvent même être favorablement influencées par des injections de sublimé.

Lorsque des affections dyscrasiques se combinent à la syphilis, il faut avant tout examiner si l'état dyscrasique est survenu avant ou pendant la manifestation, examen qui réclame une grande attention, car sous l'influence de la syphilis éclatent souvent des phénomènes pathologiques difficiles à distinguer d'accidents analogues, nés de causes différentes. Citons ici l'adénite syphilitique si semblable à celle de la scrofule, et les autres altérations pathologiques qu'on peut facilement confondre avec l'anémie ordinaire, la chlorose, même la leucémie et l'albuminurie de la maladie de Brigth. Selon les distinctions qu'on établira, la thérapeutique sera modifiée. L'état dyscrasique est-il reconnu indépendant de la syphilis, il faudra se demander si, à côté des injections, un traitement parallèle ne devra pas être institué.

Avec la méthode hypodermique ce but peut être facilement atteint, et l'on peut, à côté d'elle, soumettre le malade à un traitement interne ou à l'application de topiques. La syphilis, par exemple, est-elle compliquée de scrofule, on peut facilement, à côté des injections, prescrire soit de l'iodure de potassium, soit des bains iodo-bromurés, soit des topiques résolutifs. De même, dans un cas de syphilis avec antécédents d'anémie on pourrait faire un traitement ferrugineux.

Nous avons eu parmi nos malades une tuberculeuse, à une période peu avancée, il est vrai, et un sujet alcoolique atteint de fréquentes attaques de delirium tremens. Ils ont tous deux guéri de leurs manifestations syphilitiques, sans que leur état spécial ait été le moins du monde aggravé.

DEUXIÈME PARTIE

OBSERVATIONS CLINIQUES

Nos observations sont au nombre de quarante-quatre, les unes prises à l'hôpital civil de Strasbourg pendant le cours de notre internat, les autres provenant de malades en ville qui ont eu recours à notre méthode. Nous avons recueilli la dernière à l'Hôtel-Dieu, au service de M. le professeur agrégé Ball, qui a bien voulu mettre une de ses malades à notre disposition. Nous grouperons ces observations d'après le siége anatomique et la nature secondaire ou tertiaire des lésions.

I. — ACCIDENTS SECONDAIRES.

1. AFFECTIONS SYPHILITIQUES DE L'OEIL.

Quoique le traitement mercuriel s'étende à tous les iritis, nous n'avons traité que des iritis spécifiques, au nombre de cinq. Nous n'avons pas eu l'occasion d'agir sur d'autres lésions de même origine du globe oculaire, telles que choroïdite, rétinite, etc.

Les résultats que nous avons atteints sont vraiment éclatants par leur promptitude, laquelle est due à l'absorption parfaite de doses déterminées, et plus fortes que d'ordinaire de substance médicamenteuse. A côté du traitement général nous prescrivions des instillations journalières du sulfate neutre d'atropine.

Observation 1. — (Service de M. Stœber.) La nommée H. de Strasbourg, âgée de quarante ans, se présente à la Clinique ophtalmologique le 20 mars 71.

Il y a un an, elle a été traitée localement pour un chancre dont on voit encore les traces au niveau de la fourchette, et, il y a six mois, elle eut une éruption de courte durée, ainsi que des maux de gorge.

État actuel. — Iritis à l'œil droit datant de huit jours, et, vu les antécédents de la malade, diagnostiqué de nature spécifique. L'iris est tomenteux, décoloré, présentant une infiltration plastique considérable; vive injection périkératique; à l'éclairage latéral, pupille irrégulière, allongée verticalement, présentant trois synéchies postérieures au bord interne, et une au bord externe; dépôts exsudatifs abondants sur la capsule antérieure du cristallin; douleurs sus-orbitaires.

Traitement. — 15 milligr. de sublimé en trois injections par jour: Par l'atropine, nous déchirons les synéchies pour préparer sur elles et les dépôts exsudatifs l'action résorbante du sublimé. Au cinquième jour, l'injection périkératique a beaucoup diminué; la vision est plus nette, la pupille plus régulière. A l'éclairage latéral on constate qu'une des synéchies au bord interne est déchirée, et que les dépôts exsudatifs de la cristalloïde antérieure sont en partie résorbés. A partir de ce moment, nous abaissons la dose journalière à 1 centigr. Pas de salivation.

Au huitième jour, l'injection périkératique et les douleurs sus-orbitaires ont disparu. L'iris ne présente plus cet aspect tomenteux et infiltré, bien qu'il y ait encore une différence notable de coloration avec l'œil sain; la pupille est encore un peu irrégulière, mais la contractilité reparaît.

On engage la malade à continuer les instillations d'atropine, afin de détruire à la longue les synéchies du bord interne, cause de l'irrégularité de la pupille en ce point.

Nombre d'injections.	30
Quantité injectée.	15 centigr.
Durée.	13 jours.

Observation 2. — Le nommé J. L., âgé de vingt-sept ans, fabricant de pipes, se présente à l'hôpital civil le 4 mai 1871. Le malade a déjà subi deux traitements mercuriels et n'a plus eu d'accidents syphilitiques depuis huit mois.

État actuel. — A l'examen, on constate un iritis à l'œil droit. Il date de six jours, et nous le considérons comme une manifestation spécifique, vu les antécédents du malade.

Douleurs sus-orbitaires très-vives. OEil fortement injecté; l'iris est tomenteux, très-décoloré, infiltré dans toute son étendue. La contractilité de la pupille, anormalement dilatée, est à peine appréciable, même à l'éclairage latéral. Elle est assez régulière, et ne présente qu'une petite synéchie postérieure et supérieure. La capsule antérieure du cristallin est le siége d'exsudats récents et nombreux.

Traitement.— 2 centigr. de sublimé en 4 injections par jour, du 5 au 8 mai, c.-à-d. trois jours consécutifs. Instillations d'atropine. Les douleurs sus-orbitaires et l'injection périkératique ne diminuant pas, nous poussâmes le lendemain la dose jusqu'à 25 milligrammes.

A ce moment survinrent, il est vrai, des accidents de stomatite et de salivation, mais l'effet thérapeutique était obtenu. Les douleurs disparurent, et l'injection périkératique céda.

A partir de ce moment, nous abaissâmes la dose à 1 centigr., et nous continuâmes le traitement malgré l'excitation des gencives qui céda à un gargarisme chloraté.

Au sixième jour, les douleurs sus-orbitaires sont nulles, l'injection oculaire très-limitée, l'infiltration de l'iris presque résorbée, la contractilité pupillaire sensible, malgré la synéchie persistante, l'œil moins décoloré.

Au dixième jour, le traitement est suspendu. Aucun accident au niveau des piqûres, plus d'injection périkératique, l'iris a repris à peu près sa coloration normale, la pupille est très-contractile, la vision nette. A l'éclairage latéral, on constate la résorption des produits d'exsudation, tant de l'iris que de la cristalloïde antérieure, et la déchirure de la synéchie du bord supérieur, rendant à la pupille toute sa régularité. Le malade continue encore quelque temps l'atropine.

Nombre d'injections	32.
Quantité injectée	16 centigr.
Durée.	10 jours.

Observation 3. — Le nommé K. C. de Strasbourg, âgé de vingt-trois ans, se présente à la consultation le 2 juin 1871 ; antécédents syphiliques depuis dix-huit mois.

État actuel. — Douleurs sus-orbitaires, troubles visuels depuis dix jours à l'œil gauche. A l'examen, nous constatons : vive injection périkératique; iris infiltré, décoloré avec abondants dépôts exsudatifs; la pupille est irrégulière, dilatée, immobile. A l'éclairage latéral, nous voyons plusieurs petites synéchies postérieures, et troubles de la cristalloïde antérieure. L'examen, très-douloureux à l'ophtalmoscope, révèle en plus une vive injection des vaisseaux de la choroïde, et une légère choroïdite exsudative.

Traitement. — 15 milligr. de sublimé en trois injections par jour. Instillations d'atropine.

Au sixième jour, disparition complète des douleurs orbitaires, injection de l'œil moins vive, vue plus nette et moins sensible à la lumière. L'iris a l'aspect moins tomenteux, la pupille est toujours irrégulière, mais redevient contractile. L'éclairage latéral montre les produits d'exsudation résorbés, et l'ophtalmoscope dénote une circulation plus régulière des sinus choroïdiens; l'exsudation de cette dernière membrane a complétement disparu.

Nous continuons quatre jours encore la dose de 15 milligr., puis nous l'abaissons à 1 centigr.

Au douzième jour, nous cessons le traitement sans avoir eu d'accident buccal. Toute rougeur de l'œil a disparu, l'iris, de coloration presque normale, donne un cercle pupillaire bien contractile, quoique un peu irrégulier, — vision distincte, — continuation de l'atropine pendant quelque temps.

Nombre d'injections . . . . 34.
Quantité injectée . . . . 17 centigr.
Durée . . . . 12 jours.

Observation 4. — Le nommé N. J., âgé de vingt-sept ans, se présente à nous le 20 juin 1871. — Antécédents syphilitiques.

État actuel. — Iritis plastique de l'œil gauche, datant de douze jours. Peu de douleurs orbitaires, œil peu injecté, troubles visuels accentués. L'iris est le siége de dépôts nombreux d'exsudations, pourtant la pupille, quoique dilatée et immobile, n'est pas irrégulière.

A l'éclairage latéral, outre les dépôts d'exsudation sur le rebord pupillaire, l'on aperçoit sur la face postérieure de la cornée, des ponctuations blanches grisâtres nombreuses (kératite ponctuée).

Traitement. — 15 milligr. de sublimé en trois injections par jour. Instillations d'atropine.

Au cinquième jour, amélioration sensible. — Au huitième jour, à la lampe, nous constatons une résorption rapide des exsudats, traduite du reste par une diminution notable de l'irritabilité de l'œil. Les points de kératite sont aussi moins accentués.

Au quatrième jour, la vision est nette, la pupille, paresseuse encore à la lumière ordinaire, se resserre bien à la lumière artificielle. Les points de kératite sont peu appréciables, les exsudations sont résorbés. — Pas de salivation. Continuation de l'atropine pendant quelque temps.

Nombre d'injections. . . . . 36.
Quantité injectée. . . . . 18 centigr.
Durée . . . . 12 jours.

Observation 5. — Le nommé H., âgé de vingt ans, est porteur d'un iritis double. Antécédents syphilitiques.

État actuel. — L'iritis O D date de trois mois. La pupille est déformée, et à l'éclairage latéral on constate de nombreuses synéchies. Il n'existe plus aucune trace d'inflammation aiguë. L'iris est décoloré, et il existe une atrésie pupillaire très-marquée. Vision obscure. Le malade prenait du calomel à l'intérieur, calomel qu'il fut forcé de suspendre par suite d'accidents buccaux traduits par stomatite et salivation. Localement, instillations d'atropine.

L'iritis O G date de huit jours. Injection périkératique considérable, troubles visuels marqués. Infiltration séreuse de l'iris, pupille paresseuse, assez sensible à la lumière artificielle.

Traitement. — 15 milligr. de sublimé en trois injections par jour, pendant huit jours consécutifs ; à ce moment l'injection O G a presque disparu, l'iris a repris sa coloration, et la pupille est très-contractile à la lumière ordinaire ; la vision est nette. Nous abaissons la dose à 1 centigr. par jour, et nous la continuons pendant quatre jours encore. L'injection O G a disparu. L'état O D n'a pas varié.

Nombre d'injections.	32.
Quantité de sublimé.	16 centigr.
Durée	12 jours.

---

2. AFFECTIONS SYPHILITIQUES DE LA PEAU.

Comme plusieurs formes morbides étaient souvent simultanées chez nos malades, nous choisissions la forme prédominante pour les classer ainsi :

1° Forme exanthématique ou maculeuse.
2° — papuleuse.
3° — pustuleuse.
4° — papulo-squameuse.

5° — squameuse.
6° — crustacée.
7° — ulcéreuse.
8° — accidents secondaires des muqueuses, plaques, condylomes.

1° Forme exanthématique ou maculeuse.

La première classe des manifestations épithéliales est une de celles qui cède le mieux à notre traitement. Nos observations portent sur cinq cas.

Observation 1. — Le nommé C. H., âgé de trente-trois ans, soldat, se présente à la clinique le 18 mai 1871. Traité localement il y a six mois pour un chancre, à l'hôpital du Midi, au service de M. Simonet; il présente actuellement des accidents secondaires datant de trois semaines.

État actuel. — Roséole, syphilides généralisées, sous forme de taches cuivrées très-accentuées; érosion superficielle au niveau du pilier antérieur gauche du voile du palais.

Traitement. — 1 centigramme de sublimé, en deux injections par jour.

Au huitième jour, la roséole est à peine visible, les taches pâlissent et ont perdu leur teinte cuivrée, l'érosion disparaît.

Au quinzième jour, le malade sort de l'hôpital en bon état. Les taches ont disparu, la petite ulcération est cicatrisée. — Aucun accident au niveau des piqûres. Pas de salivation.

Nombre d'injections.	30
Quantité injectée.	15 centigr.
Durée	15 jours.

Observation 2. — Le nommé E. K., âgé de vingt-trois ans, se présente à la clinique le 31 mars 1871.

Chancre il y a quatre mois environ, dont on sent encore le noyau d'induration.

État actuel. — Taches cuivrées nombreuses au niveau du dos, du ventre, de la poitrine, ainsi qu'aux extrémités inférieures, datant de six semaines et accompagnés de maux de gorge.

La gorge ne révèle aucune ulcération, ni profonde, ni superficielle, mais une rougeur très-prononcée des piliers et de la région pharyngienne (angine catarrhale spécifique).

Traitement. — 1 centigr. de sublimé en deux injections par jour.

Au septième jour, les taches ont pâli; la rougeur de la gorge est moins vive.

Au quatorzième jour, nous descendons à 5 milligrammes par jour, jusqu'au 19 juin, jour de la sortie du malade de l'hôpital. Les taches ont disparu, la gorge est normale, le noyau seul du chancre persiste.

Nombre d'injections.	31
Quantité injectée.	15,5 centig.
Durée	17 jours.

Observation 3. — Le nommé W. G., de Brumath (Bas-Rhin), âgé de quarante ans, vient nous consulter le 20 février 1871. Chancre au gland dans les premiers jours de novembre.

État actuel. — L'induration du chancre persiste, ainsi qu'un chapelet ganglionnaire prononcé; éruption syphilitique de nature maculeuse datant de dix jours; maux de gorge depuis trois semaines.

Vierge de traitement.

A l'examen, taches cuivrées nombreuses, mêlées de quelques syphilides papuleuses au niveau de la poitrine, du front, du ventre, aux cuisses, jambes, dos, bras, avant-bras; gorge non ulcérée, un peu de rougeur des piliers.

Traitement. — 1 centigr. de sublimé en deux injections par jour.

Au quatorzième jour les taches ont presque disparu ainsi que les papules. On continue pendant six jours encore à 5 milligr. seulement. Un peu d'excitation des gencives. Pas de salivation. Le malade est guéri le 12 mars.

Nombre d'injections.	34
Quantité injectée.	17 centigr.
Durée	20 jours.

Observation 4. — La nommée M., non mariée, âgée de trente-six ans, mère d'un enfant non syphilitique, entre au service de M. B. Ball, à la salle Saint-Antoine de l'Hôtel Dieu, le 14 décembre 1871.

État actuel. — Éruption spécifique sous forme de taches cuivrées généralisées au niveau du dos, du ventre et de la partie supérieure de la poitrine. — Vierge de traitement.

L'éruption date d'un mois déjà.

Traitement. — 1 centigr. de sublimé en deux injections par jour.

Au sixième jour, amélioration notable.

Au dixième jour, l'éruption avait presque disparu, lorsque la malade sortit de l'hôpital. Pas de salivation. Irritation locale réduite à de simples petits bourrelets, au niveau de quelques piqûres qu'on n'avait pas suffisamment fait pénétrer dans l'intérieur du tissu cellulaire.

Nombre d'injections.	24
Quantité injectée.	12 centigr.
Durée	12 jours

Observation 5.— Le nommé W. M., âgé de vingt-six ans, se présente à la consultation le 12 mai 1871.

État actuel. — Taches cuivrées généralisées, au niveau de la nuque, des bras, des coudes, du dos, de la face interne des cuisses, et du front. Il est porteur en outre d'ulcérations au niveau du pilier droit antérieur du voile du palais, de la langue et de la lèvre supérieure.

Il fait remonter l'existence d'un chancre vers la fin de décembre 1870 et n'a subi qu'un traitement local. D'après son dire, l'éruption actuelle serait la première manifestation secondaire qu'il ait observée et daterait de trois semaines.

Traitement. — 1 centigramme de sublimé en deux injections par jour; gargarisme chloraté.

Au dixième jour, l'arrière-gorge, la langue et la lèvre supérieure sont guéries; les taches pâlissent surtout au niveau de la face interne des cuisses et au front.

On supprime le gargarisme chloraté et l'on continue le sublimé à la même dose.

Au quinzième jour les taches ont presque disparu; néanmoins il nous a fallu continuer la médication jusqu'au 31 mai pour obtenir leur disparition complète.

Il est fort probable que dans ce cas particulier les accidents secondaires ont guéri moins vite que d'ordinaire par suite de l'intervalle assez considérable qui les séparait de l'accident primitif.

Nombre d'injections.	40
Quantité injectée.	20 centigr.
Durée	20 jours.

2° *Forme papuleuse.*

Nos observations sont au nombre de deux seulement. L'éruption s'est modifiée favorablement dès les premières injections.

Observation 1. — Le nommé F. M., âgé de vingt-sept ans, entre à la clinique de l'Hôpital civil le 22 mars 1871.

Chancre vers le mois de juillet 1870; il fait remonter son affection actuelle au mois de janvier 1871. Ce serait la première manifestation syphilitique depuis l'accident primitif. Il n'a jamais eu de maux de gorge ni d'éruption dans l'intervalle.

État actuel. — On constate au niveau de la poitrine, des lombes et des membres inférieurs, des taches arrondies du volume d'une lentille, faisant légèrement saillie, d'une coloration rouge cuivrée tirant sur le brun (syphilides papuleuses lenticulaires).

Traitement. — 1 centigr. de sublimé en deux injections par jour.

Au neuvième jour, l'éruption pâlit et l'on remarque une légère desquamation épithéliale au niveau de la circonférence de la papule.

Au seizième jour, on ne remarque plus qu'uue légère maculature brunâtre et plate au niveau des taches lenticulaires primitives.

Après deux nouvelles injections, le malade sort de l'hôpital. Pas de salivation. État général excellent.

Nombre d'injections.	36
Quantité injectée.	18 centigr.
Durée	18 jours.

Observation 2. — Le nommé L. K., ouvrier de fabrique, âgé de trente-huit ans, se présente à la consultation le 12 février 1871.

Chancre au mois d'août 1870. Au bout de deux mois, maux de gorge, éruption passagère au niveau du front (couronne de Vénus), des bras, de l'avant-bras, sur le ventre, à la face interne des cuisses.

État actuel. — Nouvelle éruption datant de quatre semaines, et caractérisée par des papules un peu saillantes, de la grandeur d'une lentille à celle d'une pièce de 50 cent., arrondies, de coloration rouge cuivrée; les unes présentent une légère desquamation périphérique, les autres sont en pleine poussée; le principal siége est le dos et la poitrine.

Traitement. — 1 centigr. de sublimé en deux injections par jour.

Au huitième jour les papules sont pâles, ridées, et présentent toutes une légère desquamation périphérique. Plus de nouvelles poussées.

Au treizième jour les taches s'affaissent et pâlissent. A ce moment survient un peu de salivation dont l'apparition coïncidant avec le déclin de l'affection nous engage à réduire la dose à 5 milligrammes.

Le 2 mars, nous suspendons le traitement : l'éruption a disparu; une légère maculation brunâtre seule persiste à l'ancien niveau des papules.

Nombre d'injections.	32
Quantité injectée.	16 centigr.
Durée	15 jours.

3° *Forme pustuleuse.*

Nous n'avons qu'une seule observation de ce genre. La voici :

La nommée M. A., âgée de vingt-un ans, femme publique, est amenée à l'hôpital civil le 21 mars 1871. Elle a déjà subi au service plusieurs traitements locaux antérieurs.

État actuel. — Elle présente à la face, vers les aines, aux lombes, à la face interne des cuisses des pustules à base rouge, de la grandeur d'un grain de chènevis (pustules acniformes).

Traitement. — 5 milligr. de sublimé en une injection par jour.

Au huitième jour, amélioration marquée.

Au seizième jour, les pustules se présentent sous la forme de croûtes jaunes brunâtres qui tombent laissant une tache un peu foncée. Cette tache diminue les jours suivants de coloration.

Au vingt-quatrième jour la malade est renvoyée ; une légère maculation brunâtre persiste. — Un peu d'excitation des gencives et de salivation les trois derniers jours.

Nombre d'injections.	24
Quantité injectée.	12 centigr.
Durée	24 jours.

4° *Forme papulo-squameuse.*

Nous avons séparé la forme papulo-squameuse de la forme papuleuse en nous appuyant sur ce fait que la desquamation peu marquée dans la forme papuleuse simple, est très-intense et caractéristique dans la forme papulo-squameuse.

Nous avons recueilli trois observations de cette forme à desquamation abondante.

Au point de vue thérapeutique cette distinction nous a été du reste nécessaire, parce que la forme papulo-squameuse, comme toutes les formes à desquamation abondante, cède très-vite au traitement par injections.

Observation 1. — La nommée N., âgée de vingt-un ans, ouvrière à la manufacture de tabacs, nous est envoyée le 1er juin 1871. Chancre il y a quatre ans, guéri en quinze jours de traitement local. Elle nous affirme que depuis cette époque jusqu'au 6 mai dernier, elle aurait toujours été bien portante, sans présenter de manifestations syphilitiques d'aucune nature. Elle a eu deux enfants, le premier, il y a trois ans, est mort au bout de trois semaines, le second, il y a neuf mois, est mort au bout de trois mois. Cette double mort nous fait douter de la véracité de la malade.

État actuel. — Syphilides de la grandeur d'une lentille à celle d'une pièce de 50 centimes, à différentes périodes d'évolution, à base rouge cuivrée, papulo-squameuses, au niveau du cuir chevelu, de la nuque, de la face antérieure des avant-bras, des coudes, de la poitrine, de la région lombaire, du ventre, du dos, des cuisses, surtout à leur face interne, des grandes lèvres, des jambes jusqu'à la région plantaire, bref à peu près partout, en très-grand nombre.

De plus, nous en constatons à la base de la langue; le voile du palais est rouge uniformément, et présente une ulcération grisâtre assez étendue au niveau du pilier droit antérieur.

Traitement. — 1 centigramme de sublimé en deux injections par jour; gargarisme chloraté.

Au sixième jour, l'éruption commence à pâlir, la desquamation des papules est déjà très-apparente, surtout au niveau des avant-bras et de la poitrine. Aucune nouvelle poussée. Nous continuons la même dose. La desquamation est de plus en plus abondante, la papule s'affaisse et devient de plus en plus pâle. L'état de la gorge, très-amélioré, montre l'ulcération en pleine voie de guérison.

Au douzième jour les papules sont réduites à de simples taches un peu colorées en brun.

On supprime le gargarisme. Les injections continuées jusqu'au seizième jour, laissent l'éruption réduite à une faible maculature. — Aucune salivation. État général excellent.

Nombre d'injections	32
Quantité injectée	16 centigr.
Durée	16 jours.

Observation 2. — La nommée J. E., âgée de trente-trois ans, de Belfort, à Strasbourg depuis quatre semaines, entre à la Clinique le 11 mars 1871.

Elle a subi, il y a dix mois, à l'hôpital de Belfort, un traitement par frictions pour une éruption maculeuse qui disparut.

État actuel. — Au niveau de la face, des avant-bras, de la région lombaire du dos et de la face interne des cuisses surtout, de nombreuses syphilides papulo-squameuses, à base rouge cuivrée, de la grandeur d'une pièce de 50 cent. environ, et datant de quinze jours. A l'examen des organes génitaux apparaît une plaque muqueuse, de la grandeur d'une pièce de 1 franc, non ulcérée, au niveau de la vulve.

Traitement. — 1 centigramme de sublimé en deux injections par jour. Au huitième jour, l'éruption est pâle; la papule aplatie est le siége d'une abondante desquamation. La plaque muqueuse de la vulve s'affaisse et se flétrit.

Au dixième jour, la papule est réduite à une simple tache violacée ainsi que la plaque muqueuse de la vulve.

Au quatorzième jour, on cesse le traitement. Aucune salivation.

Nombre d'injections	28
Quantité injectée	14 centigr.
Durée	14 jours.

Observation 3. — Le nommé G. S., âgé de trente-un ans, serrurier, se présente à nous le 1er juillet 1871. Chancre il y a 8 mois, dont on voit nettement la trace au niveau du gland. A sa suite, engorgement ganglionnaire, et, au bout de trois mois, maux de gorge, éruption sur tout le corps, spontanément disparue au bout d'un mois.

État actuel. — Éruption nouvelle depuis trois semaines environ. Elle est caractérisée par des syphilides papuleuses, de la grandeur d'une lentille environ, légèrement saillantes, généralisées surtout au niveau du ventre, de la région lombaire et des avant-bras; elles présentent un commencement de desquamation, leur coloration est d'un rouge brunâtre, aucune nouvelle poussée depuis huit jours.

Traitement. — 1 centigramme de sublimé en deux injections par jour.

Au sixième jour l'amélioration est très-marquée; rapide affaissement, desquamation, décoloration des papules.

Au neuvième jour il n'en reste qu'une simple tache très-pâle.

Au treizième jour celle-ci devient inappréciable.

Nombre d'injections.	26
Quantité injectée.	13 centigr.
Durée	13 jours.

5° *Forme squameuse.*

Nous avons cinq observations de psoriasis syphilitique. Généralement c'est une affection rebelle, aussi avons-nous été surpris de la facilité dont en triomphe la médication hypodermique. C'est certainement la forme squameuse de la syphilis épithéliale qui de toutes est la plus justiciable du traitement par injections. Partout où l'*élément squame* paraît, nous avons obtenu des effets assurés; c'est ainsi que la forme papulo-squameuse a comparativement cédé plus vite que la forme papuleuse simple. J'ajouterai ici même qu'avec les iritis, le psoriasis trouve dans les injections une indication toute particulière.

Observation 1. — La nommée C. S., âgée de quarante ans, entre à la salle 48, le 30 avril 1871. Antécédents syphilitiques très-accusés.

État actuel. — A la paume des deux mains, larges plaques inégales, couvertes de lamelles cornées (psoriasis palmaire) ; elles ont résisté à un traitement général par frictions.

Traitement. — 1 centigramme de sublimé en deux injections par jour.

Au huitième jour la desquamation est complète, et l'éruption se présente sous la forme de taches d'un rouge assez foncé.

Au douzième jour la tache est pâle, et tend à disparaître.

Au quinzième jour la malade est guérie. Aucune salivation.

Nombre d'injections	30
Quantité injectée.	15 centigr.
Durée	15 jours.

Observation 2. — Le nommé W. A., âgé de trente ans, employé, s'adresse à nous le 4 juillet 1871. Antécédents syphilitiques depuis 4 ans.

Il a subi, il y a deux ans, un traitement par frictions, très-énergique, avec diète et purgatifs de deux en deux jours. Il eut une stomatite avec salivation et ébranlement des dents.

État actuel. — Depuis deux mois, apparition d'un psoriasis en plaques à la face palmaire des deux mains et à la face.

Ces plaques au nombre de trois, de la grandeur d'une pièce de 5 francs donnent des squames abondantes.

Traitement. — 1 centigramme de sublimé en deux injections tous les deux jours, les occupations du malade ne lui permettant pas de venir journellement.

Au vingt-quatrième jour l'affection a disparu. Pas de salivation. État général excellent.

Nombre d'injections	24
Quantité injectée	12 centigr.
Durée	24 jours.

Observation 3. — La nommée G. K., âgée de trente-huit ans, se présente à nous, envoyée par M. le professeur Hirtz qui avait tenté sur elle plusieurs traitements. Antécédents syphilitiques qui remontent à deux ans.

État actuel. — Plaques de psoriasis au coude et à la paume de la main gauche; au dos, vers la région scapulaire du côté droit.

Traitement. — 1 centigr. de sublimé en deux injections par jour.

Au cinquième jour, desquamation très-abondante; les plaques prennent la forme de taches rougeâtres.

Au dixième jour, les taches tendent à disparaître et sont très-pâles.

Au quatorzième jour guérison complète. Aucune salivation. État général excellent.

Nombre d'injections	28
Quantité injectée.	14 centigr.
Durée	14 jours.

Observation 4. — Le nommé D., âgé de vingt-deux ans, mécanicien, nous est adressé le 17 mai 1871, par le docteur Lévy, de Strasbourg.

Depuis un an et demi le malade présente autour du cou et de la partie supérieure de la poitrine de larges plaques cuivrées furfuracées (pityriasis) qui sont antérieures à l'invasion de la syphilis.

Cette dernière ne date que du mois de mai 1870. A cette époque, apparition d'un chancre à la face supérieure du gland ; traces évidentes ; traitement purement local.

A la fin de novembre, apparition sur la poitrine et le ventre, ainsi qu'aux avant-bras, à la face dorsale du nez, de taches arrondies, non saillantes, larges de 8 à 14 millim., rouges cuivrées, recouvertes de squames blanchâtres, dont la chute laisse à nu une tache brillante (psoriasis guttata).

État actuel. — Le pityriasis et l'éruption nouvelle existent encore le 17 mai, tels que nous venons de le dire. Alopecie depuis trois à quatre mois.

Traitement. — Le malade, continuant son travail manuel, ne se présente que tous les deux jours : 1 centigramme de sublimé en deux injections par la même piqûre tous les deux jours.

Au seixième jour, l'éruption pityriasique pâlit, la délimitation des bords est moins nette, la desquamation abondante, les taches psoriasiques se ternissent et prennent une teinte brunâtre.

Au vingt-quatrième jour, le pityriasis a presque disparu, le psoriasis se présente sous la forme de taches ternes, presque inappréciables. La desquamation est achevée.

Au trentième jour guérison. Les 2 exanthèmes sont réduits à une maculature à peine visible. Pas de salivation. État général excellent. Alopécie arrêtée.

Nous avons revu le malade à Paris, sans trace de récidive.

Nombre d'injections doubles. . . .	15
Quantité injectée.	15 centig.
Durée.	30 jours.

Observation 5. — Le nommé C., âgé de vingt-quatre ans, frère du précédent, commis, nous consulte en même temps, le 17 mai 1871.

Chancre au prépuce, il y a 5 ans. A déjà subi divers traitements (liqueur Van Swieten, frictions, pilules de sublimé) contre diverses manifestations spécifiques.

État actuel. — Large plaque de psoriasis à la face dorsale de la main gauche et dans les espaces interdigitaux. Quelques taches psoriasiques *circinées* à la face interne de la cuisse gauche. Chapelet ganglionnaire prononcé, des deux côtés et surtout à droite.

Traitement. — Comme chez le précédent, 1 centig. de sublimé en deux injections par la même piqûre tous les deux jours.

Au douzième jour, desquamation rapide des plaques de psoriasis ; les taches pâlissent.

Au vingtième jour les taches ont presque disparu. Le chapelet ganglionnaire n'a pas sensiblement diminué.

Au vingt-sixième jour, guérison.

Pas de salivation. État général excellent.

Nous avons revu le malade à Paris, avec son frère, sans récidive et bien portant. Notons que pendant leur traitement la double injection locale et immédiate n'a chez aucun d'eux, produite la moindre irritation.

Nombre d'injections doubles. . . .	13
Quantité injectée.	13 centig.
Durée	26 jours.

6° *Forme crustacée.*

Nous avons deux observations de syphilides crustacées consécutives à d'anciennes pustules ulcérées. Ce sont des croûtes épaisses, sèches, adhérentes, de la grandeur d'une pièce de 1 franc à celle de 5 francs, entourées d'une auréole cuivrée.

Cette affection est généralement très-tardive, et réclame un traitement énergique qui souvent même n'en triomphe pas.

Observation 1. — La nommée F., de la Robertsau, âgée de vingt-huit ans, ménagère, entre à la clinique le 1er mars 1871. Constitution détériorée. Elle est mariée, mère de deux filles et d'un garçon, toujours bien réglée.

Il y a deux ans environ, éruption cutanée irrégulière, taches cuivrées, surtout au niveau des deux extrémités inférieures. A ces taches ont succédé des squames qui se fondent en quelques endroits, et amènent une ulcération du derme (syphilides ulcéreuses).

Aucun des enfants n'est mort; ils se sont toujours bien portés jusqu'ici.

Jamais de maux de gorge, pas de chute de cheveux, pas de douleurs ostéocopes. La malade ne sait pas quand elle a pu avoir été contaminée.

État actuel.—Le tarse et métatarse du membre abdominal *droit*, le 1/3 inférieur et moyen de la jambe, dans la demi-circonférence antérieure, et le 1/3 interne, ainsi que la partie externe et antérieure de la cuisse sont le siége de croûtes sèches, à base roséolée, de la grandeur d'une pièce de cinquante centimes à celle d'une pièce de cinq francs. Par-ci, par-là, existent encore quelques exanthèmes maculés de roséole syphilitique.

Le membre abdominal *gauche* nous présente à peu près les mêmes lésions. La partie postérieure de la cuisse, la demi-circonférence antérieure du 1/6 supérieur de la jambe présentent deux surfaces croûteuses à base roséolée, de la grandeur d'une pièce de cinq francs; il en existe aussi à la partie postérieure des 2/3 inférieurs.

Le tarse, le métatarse, et l'extrémité inférieure du tibia et du péroné en sont aussi couverts.

Sur tout le reste du corps nous n'en trouvons plus, à l'exception de la partie antérieure du coude, où il en apparaît en voie de guérison.

Traitement. — Un traitement par le protoïodure de mercure étant resté impuissant, la malade est mise aux injections : un centigramme de sublimé en deux injections par jour.

Au huitième jour, les croûtes tombent, la peau se refait sur les endroits ulcérés; léger suintement sanguinolent.

Au sixième jour, la décrustation des syphilides est complète, il n'existe plus aucun suintement; à la place des points ulcérés existe une cicatrice rouge cuivreuse. Les quelques macules de roséole du membre abdominal gauche ont disparu.

Au dix-huitième jour, la malade sort de l'hôpital guérie de son affection locale; la cicatrice des ulcérations est encore légèrement maculée en brun, coloration qui elle-même céda au moyen de six nouvelles injections pratiquées en ville.

Aucun accident au niveau des piqûres, légère stomatite vers la fin; on la combattit par un gargarisme chloraté sans diminuer la dose de sublimé.

La malade a pris de l'embonpoint et des forces. — Fonctions digestives régulières.

N. B. La malade a été revue trois mois après, en guérison soutenue.

Nombre d'injections 40
Quantité injectée. . . . . 20 centig.
Durée. . . . . 20 jours.

Observation 2. — Le nommé E. S., âgé de 26 ans, commis, se présente à nous le 27 avril 1871.

Bonne constitution. Chancre, il y a cinq ans, à la partie inférieure du gland. Depuis cette époque, plusieurs poussées éruptives syphilitiques, dont la dernière date de dix-huit mois. Le malade a déjà subi plusieurs traitements mercuriels, sans obtenir de guérison soutenue, forcé qu'il était de suspendre les médicaments par suite de stomatite, salivation, diarrhée.

État actuel. Il y a dix-huit mois, éruption, surtout au dos, aux épaules, aux extrémités inférieures, de pustules qui, après un suintement séro-sanguinolent, ont été remplacées par des croûtes épaisses très-adhérentes, sèches, à base cuivrée, de la grandeur de cinquante centimes à un franc. Ces croûtes existent au dos, au niveau des régions scapulaires, à la région dorso-lombaire, à la jambe droite dans sa demi-circonférence antérieure, vers le 1/3 moyen, et au niveau du 1/3 supérieur de la demi-circonférence antérieure de la jambe gauche. Il existe aussi une surface croûteuse de la grandeur de cinquante centimes, au niveau de l'avant-bras droit.

Traitement. Un centigramme de sublimé en deux injections par jour.

Au dixième jour la décrustation commence et met à nu les points ulcérés présentant un léger suintement sanguinolent.

Au quinzième jour la décrustation est complète, la peau se refait sur les endroits ulcérés, le suintement n'existe plus, et la base des anciennes croûtes pâlit et perd sa couleur rouge cuivrée.

Au vingt-deuxième jour, à la place des points ulcérés, existe une cicatrice légèrement maculée en rouge cuivré.

On termine par quatre nouvelles injections.

Aucun accident au niveau des piqûres. Stomatite caractérisée par un liseré blanchâtre des gencives vers le quinzième jour, avec salivation très-légère; on la combattit par un gargarisme chloraté, sans diminuer la dose de sublimé. — Fonctions digestives excellentes. —

N. B. Le malade a toujours continué son travail, et a gagné en appétit et embonpoint. Nous l'avons revu quatre mois après, vers la fin d'août; en parfait état; la cicatrice avait perdu sa coloration cuivreuse et se présentait sous l'aspect d'un tissu cicatriciel un peu enfoncé, arrondi, blanchâtre.

Aucune apparence de récidive.

Nombre d'injections.	48
Quantité injectée.	24 centigr.
Durée.	24 jours

7° *Forme ulcéreuse.*

Sous cette dénomination nous avons compris l'ulcération spécifique succédant à des syphilides telles que bulle, pustule, etc., car il ne peut pas exister de syphilide ulcéreuse d'emblée, l'ulcère étant le résultat d'une perte de substance consécutive. D'après Liégeois et Diday, de tous les accidents secondaires traités par la méthode hypodermique, la forme ulcéreuse, et surtout la plaque ulcérée, qui se montre le plus réfractaire, le plus rebelle. Ces auteurs, avec leurs solutions, n'auraient obtenu la guérison qu'au prix d'accidents locaux, tels qu'ulcération consécutive des piqûres, escharres, etc. Pour notre part nous n'avons rien observé de semblable avec notre solution, et nos résultats cliniques ont été presque aussi rapides que dans les autres formes.

Nous avons six observations de cette forme, toutes les six guéries. Aucun traitement local. Un peu d'irritation locale au niveau des piqûres a été constatée sur un seul de nos malades atteint d'alcoolisme chronique. — Aucun accident buccal.

Observation 1. — Le nommé K. J., âgé de trente-deux ans, entre à l'hôpital le 31 mai 1871.

Constitution chétive et malingre.

Chancre, il y a un an, à la face inférieure du gland, suivi au bout d'un certain temps de maux de gorge et d'un exanthème maculeux, qui disparut à la suite de quelques frictions mercurielles.

État actuel. — Éruption qui date d'un mois. Elle est caractérisée par des pustules à base rouge de la grandeur de 50 cent. disséminées par groupes arrondis, les unes renfermant du pus, d'autres se présentant sous l'aspect d'ulcérations superficielles recouvertes en partie d'une croûte brun verdâtre, siégeant exclusivement au niveau des jambes (ecthyma syphilitique). On n'aperçoit rien sur le reste du corps. Rien à la gorge.

Traitement. — 1 centigramme de sublimé en 2 injections par jour.

Au cinquième jour, la base rouge cuivrée qui circonscrit les pustules est moins prononcée, l'ulcération est plus superficielle aux points recouverts de croûtes; quelques-unes des pustules renfermant encore du pus se rompent.

Au douzième jour, les croûtes sont tombées; la coloration rouge cuivrée de la peau a disparu; en quelques endroits persistent encore des points ulcérés, en d'autres ces derniers sont remplacés par des cicatrices superficielles maculées.

Au 16 juin, l'on suspend le traitement. L'affection locale est représentée par des cicatrices superficielles d'une coloration un peu foncée. L'état général s'est beaucoup amélioré. L'appétit est revenu, les fonctions digestives sont bonnes. Aucune salivation.

Nombre d'injections . . . 34
Quantité injectée . . . . . 17 centigrammes.
Durée . . . . 17 jours.

Observation 2. — La nommée E. B., âgée de 38 ans, nous est adressée, le 26 avril 1871, par le docteur Lévy, de Strasbourg.

État actuel. — Au niveau des jambes, ulcérations de la grandeur de 50 centim. à celle d'un grain de chènevis, arrondies, superficielles, à fond grisâtre, entourées d'une auréole rouge cuivrée (pustules ulcérées). Engorgement des ganglions cruraux de l'aine prononcé. Taches cuivrées au niveau du dos, de la face supérieure de la poitrine et des cuisses. La malade se plaint, en outre, de maux de gorge; l'examen révèle un peu de rougeur des piliers, sans trace d'ulcération; elle ignore quand elle a pu être contaminée.

Traitement. — 1 centigramme de sublimé en 2 injections par jour.

Au sixième jour, l'exanthème spécifique a presque disparu, les ulcérations des extrémités inférieures diminuent d'étendue, deviennent de plus en plus superficielles, et prennent une coloration rosée; leur aréole pâlit et diminue de circonférence. L'état de la gorge est satisfaisant, la déglutition a cessé d'être douloureuse, la voix redevient normale; l'engorgement ganglionnaire diminue rapidement.

Au quatorzième jour, les macules ont disparu, les points d'ulcération des jambes sont remplacés par des cicatrices un peu violacées, la coloration de la peau du voisinage est tout à fait normale. État de la gorge excellent, plus d'engorgement des ganglions.

Après 2 nouvelles injections, nous renvoyons la malade. Pas de salivation.

Nombre d'injections . . .	30
Quantité injectée	15 centigrammes.
Durée	15 jours.

Observation 3. — Le nommé F. H., de Strasbourg, âgé de 21 ans, entre à la clinique le 20 mars 1871. Bonne constitution. Chancre à la face inférieure du gland, vers la fin de septembre 1870. Les accidents secondaires remontent au 5 janvier 1871. Il fut traité en ville par les pilules de Dupuytren, qu'il continua depuis le 8 janvier jusque quelques jours avant son entrée au service, c'est-à-dire pendant plus de 2 mois, sans obtenir la moindre amélioration. Le malade accuse de l'émaciation, de fréquentes nausées, à diverses reprises de la diarrhée, de l'inappétence, de temps à autre de l'excitation gingivale avec salivation.

État actuel. — Au niveau du front, du dos, du ventre, de la poitrine, aux bras, aux cuisses, le malade présente une éruption de syphilides papuleuses à diverses périodes d'évolution, de la grandeur d'une lentille à celle d'une pièce de 50 cent., arrondies, légèrement saillantes, à base rougeâtre; quelques-unes, les plus anciennes, présentent une légère desquamation périphérique avec teinte « feuille morte. »

Les deux jambes sont le siége d'ulcérations arrondies, superficielles, grisâtres, en partie recouvertes de croûtes, à aréole rouge cuivrée, également de la grandeur d'une pièce de 50 cent. (pustules ulcérées). A l'aine gauche existe un engorgement ganglionnaire considérable, se présentant sous la forme d'une tumeur dure, inégale, bosselée, occupant la région crurale de l'aine; elle est peu mobile, et s'étend jusqu'en arrière du ligament de Fallope. Un peu d'œdème du membre correspondant, chapelet ganglionnaire modéré à l'aine droite. Rien à la gorge. Ganglions roulant sous le doigt, au niveau du complexus.

Traitement. — 1 centigramme de sublimé en deux injections par jour.

Quelques-unes des injections ont été faites dans le voisinage de la masse ganglionnaire de l'aine gauche, deux ou trois dans la tumeur elle-même. Aucun autre traitement local.

Au huitième jour, l'éruption papuleuse est pâle, surtout à la périphérie, et se desquame; la tache n'est plus saillante et présente une coloration brunâtre. L'aréole rouge des ulcérations pustuleuses des jambes est également moins prononcée; ces ulcérations, plus petites, plus superficielles, se cicatrisent en différents points et se sèchent. La peau se reforme. Le ganglion de l'aine, moins dur, plus circonscrit, diminue de volume, surtout depuis que deux ou trois injections ont été faites dans sa masse même.

Au quinzième jour, l'éruption papuleuse est réduite à une simple maculation brunâtre, peu apparente; les pustules ulcérées des jambes sont guéries et remplacées par des cicatrices un peu violacées, très-superficielles, sans aucune coloration de la peau dans leur voisinage. Le gauglion de l'aine, bien délimité, roule sous le doigt, et est à peine encore du volume d'une petite noix. Après quatre nouvelles injections dans le voisinage de l'aine, on cesse le traitement le 7 avril.

L'état général est devenu bon, l'appétit a augmenté, les fonctions digestives sont régulières, et l'embonpoint est considérable. Aucune trace de salivation.

N. B. Le malade a été revu trois mois après, dans un état de santé parfait. L'exanthème papuleux n'est plus appréciable, les anciennes cicatrices violacées sont devenues blanchâtres. La masse ganglionnaire de l'aine a disparu.

Nombre d'injections. . . .	34
Quantité injectée	17 centigrammes.
Durée.	17 jours.

Observation 4. — Le nommé L. W., âgé de 36 ans, cocher, se présente à nous le 14 avril 1871.

Antécédents syphilitiques depuis deux ans environ.

État actuel. — Au niveau des jambes vers le 1/3 inférieur, ulcérations de la grandeur de 50 cent. à 1 fr., quelques-unes isolées, d'autres confluentes, à bords violacés et indurés, taillés à pic, de forme circinée, comme à l'emporte-pièce, à fond grisâtre. — Le malade en est porteur depuis deux mois environ.

Traitement. — 1 centigramme de sublimé en deux injections. Bain simple de deux en deux jours. Le malade continuant son service, les injections ne sont faites que de deux en deux jours.

Au dixième jour, les îlots d'ulcérations se détergent, le fond de la plaie commence à bourgeonner.

Au vingt-quatrième jour, les ulcérations sont en pleine voie de guérison. En plusieurs endroits, la peau se reforme et se cicatrise.

On suspend le traitement le 17 mai. Les ulcérations n'existent plus qu'à l'état de cicatrices violacées.

Pas de salivation.

Nombre d'injections. . . .	34
Quantité injectée	17 centigrammes.
Durée.	34 jours.

Observation 5. — Le nommé K., âgé de 35 ans, entre au service le 24 avril 1871. Bonne constitution. Le malade est atteint d'alcoolisme chronique et a déjà eu plusieurs attaques de *delirium tremens*, la dernière il y a huit jours. Il est agité, rêvasse pendant la nuit, a des cauchemars et des fourmillements dans les doigts.

Il a eu un premier chancre il y a douze ans environ, puis un second, il y a six mois, à la partie supérieure du gland. Ce dernier a été suivi d'une éruption maculeuse sans maux de gorge, qui disparut d'elle-même.

État actuel. — Ulcération de la grandeur de 50 cent., à bords taillés à pic, à emporte-pièce, dans le voisinage de l'anus, où l'on remarque encore la présence d'une plaque muqueuse ulcérée de la grandeur d'un franc. La défécation, très-douloureuse, est très-souvent accompagnée d'un suintement sanguinolent. Le toucher ne révèle rien de bien net, est très-douloureux, et amène à sa suite une hémorrhagie rectale assez abondante.

L'examen au spéculum ani nous montre en différents points des ulcérations de la muqueuse analogues par leur aspect et leur forme aux ulcérations du voisinage de l'anus. Engorgement des ganglions de l'aine en chapelet, ainsi que de ceux de la nuque.

Traitement. — 1 centigramme de sublimé en deux injections par jour. Bains de deux en deux jours. On prive le malade de toute boisson alcoolique. Potion opiacée.

Au neuvième jour, les ulcérations tendent à la cicatrisation, deviennent plus superficielles et se sèchent ; la plaque muqueuse s'affaisse, se flétrit, ne suinte plus et sèche aussi. La défécation n'est plus suivie d'écoulement sanguinolent et devient moins pénible. Malgré l'absence de toute boisson alcoolique, le *derilium* a disparu sous l'effet des narcotiques.

Au quinzième jour, les ulcérations sont presque cicatrisées; la plaque muqueuse, tout à fait sèche, est réduite à une simple tache violacée. Le spéculum ani révèle la cicatrisation des ulcérations de la muqueuse. Aucune douleur de défécation.

Le 13 mai, le malade sort guéri. Légère stomatite pendant le traitement. Ce malade eut de l'irritation locale au niveau des piqûres, traduite en certains points par de petites gangrènes très-circonscrites et guérissant rapidement d'elles-mêmes.

Nombre d'injections.	38
Quantité injectée.	17 centig.
Durée.	19 jours.

Observation 6. — Le nommé K..., âgé de quarante-six ans, entre au service de chirurgie, salle 103, le 20 mai 1871, pour une entorse.

État actuel. — A l'anus, deux ulcérations chancriformes, à emporte-pièce, à bords taillés à pic, à fond grisâtre, dont la plus grande à la circonférence d'une pièce de cinquante centimes, d'apparence spécifique, bien que le malade proteste contre tout antécédent syphilitique.

Traitement. — Un pansement à la pierre divine ne produisant aucun changement, nous l'abandonnons pour soumettre le malade, le 26 mai, à un centigramme de sublimé en deux injections par jour.

Bains de siége.

Au sixième jour, les ulcères se nettoient et commencent à bourgeonner.

Au dixième jour, commencement de cicatrisation à la périphérie des ulcérations qui sont diminuées de moitié environ. La cicatrisation est presque complète au treizième jour.

Au dix-septième jour, le malade sort guéri.

A la place des ulcérations existe une cicatrice violacée. Aucune salivation durant le traitement dont l'action médicatrice est venue confirmer la nature spécifique des ulcérations.

Nombre d'injections.	34
Quantité injectée.	17 centigr.
Durée.	17 jours.

8° *Plaques muqueuses. Condylomes.*

Nous avons compris sous la dénomination d'accidents secondaires des muqueuses, les plaques muqueuses. Nos observations portent sur cinq cas, où la plaque muqueuse formait l'affection principale, sans être toutefois l'accident unique. Dans deux des cas, elle était compliquée de bourrelets condylomateux à l'anus. Aucun traitement local contre les plaques muqueuses. Sublimé en poudre contre les *condylomes*.

Observation 1.—La nommée M..., âgée de vingt-six ans, femme publique, est amenée au service le 1er juin 1871.

État actuel. — Elle présente à la face interne des cuisses trois à quatre plaques muqueuses ulcérées, très-humides, l'une d'elles à la cuisse droite à peu près de la grandeur de cinq francs, les autres plus petites.

Rien aux organes génitaux.

De plus sur le ventre, le dos, les bras, l'avant-bras et les cuisses existe une éruption de syphilides papuleuses pâle, couleur feuille morte, en voie d'évolution régressive et de desquamation.

Traitement. — Un centigramme de sublimé en deux injections par jour.

Au huitième jour, les plaques s'affaissent, se sèchent et se flétrissent. L'éruption papuleuse est réduite à une simple maculature un peu brunâtre.

Au quatorzième jour, à la place des plaques muqueuses, reste une macule un peu violacée, sans aucune saillie de la peau. La malade est guérie et renvoyée après quatre nouvelles injections.

Pas de salivation. Pas d'irritation locale au niveau des piqûres.

Nombre d'injections.	32
Quantité injectée..	16 centigr.
Durée.	16 jours.

Observation 2. — La nommée S..., âgée de trente-huit ans, est amenée au service le 10 juillet 1871.

État actuel. — Aux grandes lèvres, au périné et au niveau de l'anus, plaques muqueuses assez étendues, humides, fissurées, ulcérées.

Sur la face interne des cuisses, au ventre, au dos, nombreuses macules un peu cuivrées, datant à son dire d'un mois environ. Elle ne sait quand elle a pu être contaminée.

Traitement. — Un centigramme de sublimé en deux injections par jour. Bains de siége.

Au sixième jour, affaissement des plaques et diminution du suintement, la plaque tendant à se sécher, l'exanthème pâlit.

Au douzième jour, les plaques muqueuses sont sèches et sans saillie sur la peau. L'exanthème a disparu.

Au quinzième jour, les plaques flétries sont remplacées par des macules un peu violettes. Ni salivation, ni irritation locale. La malade est guérie.

Nombre d'injections.	30
Quantité injectée..	15 centig.
Durée.	15 jours.

Observation 3. — Le nommé G. F..., âgé de quarante-six ans, se présente à la consultation le 13 mars 1871.

Chancre il y a six mois au prépuce, suivi de maux de gorge, et d'une éruption cuivrée de courte durée. Guérison par quelques frictions mercurielles.

État actuel. — Plaques muqueuses ulcérées à l'anus et au scrotum, datant de deux mois environ. De plus, sur la couronne du gland, deux végétations de la grandeur d'une lentille à celle d'un petit pois, étroitement pédiculées.

Traitement. — Un centigramme de sublimé en deux injections par jour. Aucune action locale contre les plaques muqueuses; quant aux végétations, liées elles tombent rapidement. Cautérisation au nitrate d'argent, de leur base d'implantation.

Au cinquième jour, les plaques s'affaissent et se sèchent.

Au dixième jour, elles ont disparu; plus de saillie sur la peau, qui est de coloration presque normale.

Après huit nouvelles injections, nous suspendons le traitement.

Ni salivation, ni accident au niveau des piqûres.

Nombre d'injections.	28
Quantité injectée.	14 centig.
Durée.	14 jours.

Observation 4. — Le nommé M. R..., âgé de trente-cinq ans, se présente à la consultation le 4 avril 1871.

Chancres à différentes reprises, le dernier il y a huit mois. Le malade affirme n'avoir jamais eu ni maux de gorge, ni éruption autre que celle dont il est porteur.

État actuel. — Larges plaques ulcérées, irrégulières, très-humides, au niveau de l'anus; il en existe une aussi sur le gland, de la grandeur de cinquante centimes environ; en outre à l'anus, bourrelet condylomateux ulcéré, assez considérable, à forme de feuille de trèfle. Ganglions de l'aine très-engorgés.

Traitement. — Un centigramme de sublimé en deux injections par jour.

Les plaques se sèchent, s'affaissent et disparaissent vers le dixième jour. Quant au bourrelet, il persiste quoique un peu flétri.

On ajoute au traitement général des applications locales de sublimé en poudre. Sous cette double influence le bourrelet céda, après avoir nécessité quatorze injections en plus. Ni salivation, ni irritation au niveau des piqûres.

Nombre d'injections.	34
Quantité injectée.	17 centig.
Durée.	17 jours.

Observation 5. — Le nommé W. E..., âgé de vingt-cinq ans, nous est adressé par M. le docteur Lévy, le 9 avril 1871.

État actuel. — Plaques muqueuses étendues, confluentes, ulcérées, au niveau de l'anus et du scrotum. Dans le voisinage de l'anus existent aussi trois à quatre bourrelets condylomateux, ulcérés, de différente grandeur.

Traitement. — Un centigramme de sublimé en deux injections par jour.

Les plaques, comme dans le cas précédent, se sèchent, s'affaissent et disparaissent vers le douzième jour. A ce moment les bourrelets s'affaissent aussi, mais ne disparaissent qu'en faisant intervenir un pansement local à la poudre de sublimé, additionné de quatorze nouvelles injections. Le malade a continué ses occupations, et durant tout le traitement n'a ressenti ni salivation, ni irritation au niveau des piqûres.

Nombre d'injections.	38
Quantité injectée.	19 centig.
Durée.	19 jours.

---

3. — AFFECTIONS SYPHILITIQUES DU LARYNX.

En deux jours, avec huit injections, chacune de deux milligrammes et demi de sublimé, Liégeois a pu dissiper une dyspnée due à la présence de plaques muqueuses dans le larynx, dyspnée telle que le premier jour on faillit pratiquer la trachéotomie.

Sans recourir à des doses aussi précipitées, vu l'état relativement moins grave de l'affection, nous avons obtenu un succès rapide et remarquable dans le seul cas que nous ayons eu l'occasion de traiter.

Observation. — Le nommé E. H..., âge de trente-six ans, ouvrier à la manufacture de tabac, nous est adressé le 8 juillet 1871.

Chancre à la partie inférieure du gland, il y a six mois environ. Il y a trois mois, maux de gorge, éruption cuivrée, généralisée, guérie par les frictions mercurielles. Le malade a repris ses occupations, mais à plusieurs fois les maux de gorge reparurent; il y eut par moments extinction de voix, sentiment de gêne dans la déglutition, toux allant toujours croissant, de temps à autre oppression et dyspnée. Depuis une quinzaine la voix se voile de plus en plus, l'oppression s'accroît, ainsi que la douleur prélaryngienne et la toux. Le malade cesse son travail auquel il attribue son affection.

État actuel. — Bonne constitution. L'examen stéthoscopique de la poitrine ne révèle rien d'anormal; les clavicules sont sonores à la percussion. Pas d'hémoptysie, pas d'amaigrissement, pas de sueurs nocturnes, pas d'antécédents héréditaires tuberculeux. Du reste les antécédents syphilitiques sont nets; le malade n'a jamais souffert avant, ni du côté de la gorge ni du côté de la poitrine; chapelet ganglionnaire prononcé aux aines et à la nuque. L'éruption de la peau n'est plus appréciable.

La gorge révèle une forte rougeur du voile du palais, avec traces d'ulcération au pilier gauche; les deux amygdales sont très-œdématiées; celle du côté droit est le siége d'une ulcération grisâtre, arrondie, à bords taillés à pic.

La paroi pharyngienne rouge, très-œdématiée, est le siége de plusieurs petites ulcérations du même aspect que celle de l'amygdale et du voile du palais. A côté de la gêne de déglutition due à la pharyngite tonsillaire, syphilitique ulcéreuse, que nous avons sous les yeux, il y a raucité de la voix par moments presque éteinte, oppression accentuée, inspiration et respiration profonde et prolongée, toux intense, douleur au niveau du cartilage thyroïde.

L'examen au laryngoscope révèle un œdème des cordes vocales assez prononcé, de petites excroissances condylomateuses sur les bords, et une ulcération irrégulière, à fond lardacé, à contours dentelés sur la corde vocale gauche. Diagnostic : laryngite syphilitique.

Traitement. — 1 gramme de sublimé en deux injections par jour. Gargarisme chloraté. Pulvérisation à l'eau de chaux. Sinapismes au niveau de la région laryngienne.

Au neuvième jour, la voix est moins voilée, les mouvements respiratoires plus réguliers, sans oppression, la douleur et la toux considérablement amoindries. En même temps la déglutition devient plus facile, et l'examen direct de la gorge nous montre les ulcérations à bords presque aplatis; leur fond se nettoie, l'œdème et la rougeur ont disparu.

On cesse les sinapismes.

L'amélioration symptomatique et locale s'accuse de plus en plus et le malade est guéri le dix-huitième jour. La déglutition est facile, les ulcérations de l'arrière-bouche sont cicatrisées, la voix seule reste un peu rauque.

L'examen au laryngoscope nous montre la disparition des excroissances des bords des cordes vocales; l'ulcération de la corde vocale gauche est remplacée par une cicatrice calleuse, déformant et rétrécissant un peu la glotte en ce point. État général excellent. Le malade a repris des forces et de l'appétit. Ni salivation, ni irritation au niveau des piqûres. Le malade continue la pulvérisation à l'eau de chaux.

Nombre d'injections.	36
Quantité injectée.	18 centigrammes
Durée	18 jours

4. — AFFECTIONS SYPHILITIQUES DU VOILE DU PALAIS ET DU PHARYNX.

Observation 1. — Le nommé N. E., âgé de 29 ans, mécanicien, se présente à la consultation le 12 mai 1871.

Chancre vers fin janvier 1871.

État actuel. — Éruption maculeuse rouge cuivrée, datant de trois semaines, au front, à la nuque, aux bras, aux coudes, au dos, à la face interne des cuisses. Plaques irrégulières, isolées, de la grandeur de 50 cent. à 5 fr. et même au delà. Quelques plaques muqueuses dans le voisinage de l'anus. Il se plaint surtout de maux de gorge et de douleur à la déglutition. Voix un peu voilée. Au niveau de la lèvre supérieure sur la langue et le voile du palais et les piliers, plaques muqueuses arrondies, d'un blanc laiteux, molles, à végétation active. Rougeur prononcée du voile du palais et de la paroi pharyngienne un peu œdématiée.

Traitement. — 1 centigramme de sublimé en deux injections par jour. Gargarisme chloraté.

Au dixième jour, l'exanthème pâlit et disparaît; les plaques de l'anus s'affaissent vers le sixième jour, et sont flétries vers le douzième, ainsi que celles de la bouche qui au quatorzième jour sont représentées par de petites macules arrondies de coloration blanchâtre. La déglutition est facile, la voix normale, les maux de gorge avaient disparu dès les premiers jours avec l'œdème et la rougeur de l'arrière-gorge. Ni salivation, ni irritation au niveau des piqûres.

Nombre d'injections	28
Quantité injectée.	14 centigrammes
Durée	14 jours

Observation 2. — Un de nos soldats, âgé de 25 ans, et revenant de captivité, se présente à nous le 1er juillet 1871. Chancre il y a quatre mois. — Il n'a pas remarqué d'éruption.

État actuel. — Quoi qu'il en soit, il est porteur de plaques muqueuses à l'anus; il se plaint en outre de maux de gorge et de gêne de déglutition. Voix enrouée. A l'examen de la gorge, rougeur prononcée du voile du palais avec ulcérations superficielles grisâtres, à bords taillés à pic, arrondi au niveau des piliers, ainsi qu'une forte tuméfaction des amygdales. La paroi postérieure du pharynx, visible à l'examen local, est rouge, œdématiée; elle porte une ulcération profonde, à fond grisâtre, arrondie, à bords taillés à pic, nettement dessinés. La portion visible qui s'étend vers la partie supérieure est de la grandeur d'un franc environ.

Traitement. — 1 centigramme de sublimé en deux injections par jour. Gargarisme chloraté.

Au neuvième jour, la tuméfaction des amygdales, la rougeur œdémateuse de l'arrière-gorge disparaît; la déglutition est moins pénible ainsi que les maux de gorge. La voix perd sa raucité, l'haleine devient moins fétide, les ulcérations se nettoient et s'aplatissent.

Au quinzième jour, l'ulcération pharyngienne est remplacée par une cicatrice blanc-laiteuse. Les plaques anales avaient disparu dès le douzième jour. Ni salivation, ni irritation locale.

Nombre d'injections	30
Quantité injectée	15 centigrammes
Durée	15 jours

2° ACCIDENTS TERTIAIRES.

1. — AFFECTIONS SYPHILITIQUES DU CERVEAU.

La plupart des praticiens rendent ces affections justiciables d'un traitement à l'iodure de potassium. Nous avons obtenu néanmoins un succès remarquable et inespéré avec les injections de sublimé, dans deux cas d'hémiplégie consécutive à la syphilis, traitées au service de M. le professeur Schutzenberger. Il n'est du reste pas rare de voir d'anciennes syphilis réfractaires à l'iodure de potassium se modifier favorablement par le mercure.

Observation 1. — Le nommé B., âgé de 47 ans, entre au service de la salle 21, le 21 mai 1871. C'est un homme robuste, d'un tempérament sanguin, toujours bien portant jusqu'ici.

La veille il fut frappé subitement, sans contractures, sans convulsions, sans perte de connaissance et pour la première fois d'une paralysie du côté gauche. L'intelligence est restée intacte au moment de l'accident, aucun trouble visuel, aucune abolition de la parole.

État actuel. — Réponses nettes aux questions qu'on adresse. La motilité est abolie dans les membres inférieur et supérieur du côté gauche, persistance de la sensibilité tactile et douleur ; le malade sent parfaitement lorsqu'on le pince ou touche ; la sensibilité réflexe est exagérée ; la température est la même des deux côtés. Un peu de déviation de la langue à droite, et commissure labiale tirée en haut, en dehors et à gauche ; légère paralysie faciale à droite ; ni aphonie, ni aphasie, vision distincte, pupilles égales, de dilatation normale, selles et urines volontaires.

Depuis quelque temps déjà le malade accuse avoir ressenti des douleurs de tête vives, mais passagères, et quelques jours seulement avant l'accident actuel des vertiges, des éblouissements et un peu de somnolence. De plus, il éprouve depuis trois semaines environ, la nuit surtout, des douleurs aiguës, térébrantes dans les jambes (douleurs ostéocopes). A côté de cette hémiplégie et de ces symptômes, nous constatons en plus, disséminées sur tout le corps, des taches rouges cuivrées, très-étendues et irrégulières. Aucun accident du côté de la gorge. Chapelet ganglionnaire aux aines, surtout à droite. Traces de l'accident primitif, remontant à quatre mois environ, à la base du gland. La peau des jambes est normale, les tibias ne sont le siége d'aucune lésion palpable, pas de traces de périostose.

Apyrexie complète, T 36. 8 au soir. Cœur et artères à l'état normal. Pas de palpitations, pas de souffle cardiaque, artères non athéromateuses. Fonctions digestives régulières.

Par suite des accidents spécifiques, nous attribuons cette hémiplégie subite à la présence certaine d'une tumeur gommeuse cérébrale, et nous rendons l'ensemble des accidents passible d'un traitement mercuriel.

Traitement. — 1 centigramme de sublimé en deux injections tous les deux jours. Régime ordinaire.

Au douzième jour, les taches cuivrées pâlissent, les douleurs ostéocopes disparaissent, aucune douleur de tête, ni vertiges, ni somnolence, intelligence très-nette. La motilité commence à revenir dans la jambe et les bras, le malade peut soulever un peu ses membres; la déviation de la langue et de la commissure labiale sont moins fortes.

Au dix-huitième jour, l'exanthème a presque disparu, plus aucune douleur ostéocope depuis trois jours. La déviation de la face n'existe plus, la langue n'est plus rejetée à droite, la motilité est assez étendue déjà, le malade soulève facilement le membre inférieur ainsi que le bras correspondant.

Au vingt-cinquième jour, le malade se promène dans la salle à l'aide de béquilles, l'hémiplégie a disparu, ainsi que l'éruption maculeuse. Après cinq nouvelles injections l'on cesse. Le malade circule dans les salles. Aucune irritation locale. Un peu de salivation vers le vingtième jour : gargarisme chloraté. État général excellent.

Nombre d'injections	30
Quantité injectée	15 centigrammes
Durée	30 jours

Observation 2. — La nommée G. B., âgée de 42 ans, entre au service de la salle 48, le 9 avril 1871.

Tempérament lymphatico-sanguin, constitution un peu détériorée. La femme est mariée et mère de deux enfants bien portants, déjà âgés.

La malade nous raconte qu'elle était toujours bien portante jusque il y a six semaines, époque à laquelle elle fait remonter son affection. Elle éprouva au début des fourmillements dans le membre inférieur gauche, puis une difficulté de mouvements qui allait en augmentant; ces mêmes phénomènes se reproduisirent, mais quelques jours plus tard, dans le bras du même côté. En même temps, et dès le début, survint la chute de la paupière supérieure droite (paralysie du releveur), avec paralysie de la face du même côté;

État actuel. — La malade fume la pipe ; langue fortement déviée à droite et commissure labiale à gauche tirée en haut et en dehors. L'articulation de la parole est difficile, mais il n'y a ni aphasie, ni aphonie; troubles visuels dans l'œil droit. L'examen direct de l'œil ne révèle aucune lésion appréciable de l'organe, si ce n'est une pupille fortement dilatée et un peu paresseuse. Nous regardons ces troubles visuels comme dépendant de l'affection cérébrale et dus à un effet de compression. Ni perte de connaissance, ni abolition de la parole, ni syncope, ni palpitations; la paralysie à invasion assez lente, s'établit d'emblée sans convulsions ni contractures.

La malade répond nettement; l'intelligence est intacte. Du côté des membres, abolition de la motilité, de la sensibilité tactile et de la sensibilité douleur dans les membres inférieur et supérieur gauche; impossibilité de soulever ces membres, insensibilité lorsqu'on touche ou pique la peau. Persistance de la sensibilité réflexe, quoique très-émoussée. Même température des deux côtés.

Selles et urines volontaires. Aucune paralysie des sphincters. La malade n'accuse aucune douleur de tête, mais de temps à autre quelques vertiges, quelques éblouissements correspondant à l'augmentation des troubles visuels de l'œil droit.

Pas de fièvre. — Aucune lésion du cœur ou des artères. La malade n'a jamais eu de palpitations, les artères ne sont pas athéromateuses, l'appétit est bon, la digestion régulière.

Donc, hémiplégie alterne, à invasion assez lente, qui ne peut être due, ni à une hémorrhagie cérébrale dont les effets sont subits et instantanés, ni à une congestion cérébrale; l'intégrité du cœur, des vaisseaux nous fait exclure toute nature embolique de l'affection, et le diagnostic que nous portons est celui de tumeur cérébrale. La difficulté est de déterminer la nature de la tumeur.

La malade nie tout antécédent syphilitique, l'examen direct du corps ne nous dénote rien de bien net; il y a bien quelques ganglions en chapelet à l'aine et à la nuque, mais la gorge n'est le siége d'aucune lésion appréciable. On n'aperçoit aucune trace d'éruption sur le corps; la malade en nie toute existence antérieure; elle refuse l'examen des organes génitaux.

Traitement. — Bref, indécis sur la nature de la tumeur, nous la traitons à tout hasard par l'iodure de potassium à fortes doses. Nous ne constations aucune amélioration, lorsque le mois suivant entre au service le malade précédent. Le succès obtenu nous décide à soumettre cette malade au même traitement.

A partir du 6 juin, 1 centig. de sublimé en deux injections de deux en deux jours, attendant le diagnostic certain « *ex juvantibus et nocentibus.* »

Les résultats furent surprenants.

Au dixième jour, la sensibilité reparaît dans la jambe et le bras; la malade sent quand on la pique ou pince, la sensibilité réflexe est plus vive, un peu de motilité. Amélioration du côté de l'œil; la chute de la paupière est moins accusée; plus de vertiges ni d'éblouissements; vision plus nette, langue moins déviée, commissure labiale moins relevée en haut et en dehors; articulation de la parole plus nette.

Au vingtième jour, la sensibilité est rétablie sous toutes ses formes, tactile, douloureuse et réflexe; la motilité augmente, mais ne suit pas un rétablissement aussi rapide, ne s'étant pas non plus révélée la première dans la marche vers la guérison.

La chute de la paupière supérieure et les troubles visuels ont disparu; la pupille, normalement dilatée, est de même grandeur que celle de l'œil gauche; il reste encore un peu de paralysie faciale, un peu de déviation de la langue et de la commissure labiale; l'articulation de la parole est assez nette.

Au trentième jour, la malade circule dans la salle, la restitution des mouvements est complète, la malade soulève avec la plus grande facilité le membre inférieur ainsi que le bras correspondant. La paralysie faciale a disparu; la commissure n'est plus tirée, la langue ne dévie plus à droite, la parole est nette et très-articulée. On cesse après quatre dernières injections. La malade sort de l'hôpital. Ni salivation ni irritation locale. État général excellent.

Le succès nous autorise à porter le diagnostic de tumeur gommeuse cérébrale.

La malade a été revue deux mois après sa sortie, circulant dans les rues de Strasbourg.

Nombre d'injections	34
Quantité injectée	17 centigr.
Durée	35 jours

---

2. AFFECTIONS SYPHILITIQUES DU REIN.

Il existe une certaine obscurité dans la science sur les affections syphilitiques rénales. Rayer, le premier, a noté l'albuminurie survenant sous l'influence de la syphilis avec les altérations propres à la maladie de Brigth. Virchow a décrit la néphrite syphilitique interstitielle locale ou généralisée, la dégénérescence graisseuse avec desquamation des tubuli et l'atrophie partielle du rein.

Lancereaux (Gazette des hôpitaux, 17 mars 1864, et traité de la syphilis, Paris, 1866) a cité plusieurs cas de néphrite interstitielle, de néphrite amyloïde et d'atrophie syphilitique du rein. Cornil a aussi, dans son mémoire sur les lésions anatomiques du rein dans l'albuminurie, cité des cas de néphrite amyloïde d'origine syphilitique (thèse de Paris, 1864).

Lewin enfin en a observé plusieurs cas, et cite les deux plus intéressants dans son ouvrage.

Nous possédons une observation d'albuminurie, née sous l'influence de la syphilis, avec symptomatologie propre à la maladie de Brigth, et guérie avec les injections de sublimé. Nous n'osons pas affirmer que nous ayons eu affaire à une lésion rénale, soit amyloïde, soit atrophique ou gommeuse, l'examen microscopique ne nous ayant révélé dans les urines aucune trace de cylindres ou tubes rénaux, mais uniquement des dépôts granuleux d'albumine. Peut-être, dans notre cas, l'albuminurie qui disparut aussi vite que les autres manifestations syphilitiques, était-elle plutôt le résultat de la cachexie syphilitique que d'une affection rénale déterminée, d'autant plus qu'elle survint à une époque assez rapprochée de l'accident primitif. La diurèse s'établit rapidement et dépassa même, pour y revenir, les proportions normales. Avec son apparition, l'albumine des urines diminua et disparut, ainsi que les symptômes généraux graves d'anasarque et de cachexie.

Observation. Le nommé J. L., âgé de trente-un ans, serrurier, entre au service le 23 avril 1871. Tempérament sanguin, constitution détériorée.

Il y a sept ans, il eut un chancre, avec bubon à l'aine droite. Guérison en six semaines sans suites.

En janvier dernier, chancre à la partie inférieure du gland, avec induration persistante. Ce chancre fut suivi d'un chapelet ganglionnaire des aines, persistant surtout à gauche : éruption rouge cuivré depuis dix jours environ, maux de gorge.

OEdème des extrémités inférieures, avec bouffissure de la face; difficulté dans la respiration, anxiété précordiale, diminution de la diurèse depuis six jours. Pas de traitement en ville.

État actuel. L'examen de la gorge révèle une vive rougeur du voile du palais, des amygdales sous forme de plaques disséminées, non ulcérées.

Sur la poitrine, le front, le ventre, le dos, bras, avant-bras, cuisses, jambes, nombreuses syphilides rouge-cuivrées, les unes plates et constituant un simple exanthème, les autres sous forme de petites papules arrondies, un peu saillantes (syphilides papuleuses).

Ce qui frappe surtout à l'examen, c'est l'état général. Malgré les lésions cutanées, le malade a vaqué à ses occupations jusque il y a six jours, et s'est bien porté. A ce moment survint une vive douleur épigastrique, de la gêne dans la respiration, des symptômes d'anasarque, des urines rares et parcimonieuses.

OEdème périmalléolaire, infiltration œdémateuse des parois abdominales, bouffissure de la face avec œdème de la main gauche.

Un peu de trouble visuel. L'examen de la poitrine ne révèle rien de particulier du côté du cœur, pas de palpitations; bruits normaux, pas de souffle. A la percussion de la poitrine, matité en arrière à partir de l'omoplate jusqu'à la base du poumon des deux côtés. A l'auscultation, râles sous-crépitants fins dans toute l'étendue de la partie matte; pas de souffle, un peu d'égophonie (pneumonie hypostatique avec râles d'œdème et un peu d'épanchement). Toux avec expectoration moitié spumeuse, moitié glutineuse, non colorée. Trente-quatre inspirations courtes, saccadées, par minute. Anxiété précordiale. Inappétence, pas de soif, langue chargée, selles non diarrhéiques, assez régulières. Apyrexie complète. Pouls lent, régulier.

Les vingt-quatre premières heures (23 avril), le malade ne rend que 400 grammes d'urines. Elles déposent des phosphates et carbonates de chaux en forte proportion; elles sont à réaction alcaline. Chauffées seules ou avec addition d'acide nitrique, elles donnent un fort précipité blanc, insoluble dans un excès d'acide, et reconnu au microscope pour des dépôts granuleux d'albumine. Ni cylindres, ni tubes rénaux. Aucune douleur de la région lombaire.

Traitement. Nous concluons que les symptômes d'anasarque dépendent d'une albuminurie spécifique, qui relève, comme les autres accidents, d'un traitement mercuriel.

A partir du 24 avril au matin, 1 centigramme de sublimé en deux injections par jour. Gargarisme chloraté. Ventouses sèches en arrière de la poitrine.

Au sixième jour, la face est moins bouffie, l'œdème des malléoles, des parois abdominales et de la main est beaucoup diminué, la respiration est plus calme, l'anxiété précordiale a disparu; inspirations plus larges, plus profondes (28 à la minute); la toux est moindre, l'expectoration facile cesse d'être glutineuse et n'adhère plus aux parois du vase. A la percussion de la poitrine en arrière, diminution notable de la matité; à l'auscultation les râles sont plus gros, plus humides; on entend partout le bruit vésiculaire normal. La diurèse plus abondante nous explique cette amélioration générale. Le 25, les urines sont à 600 grammes, le 26 à 700, le 27 à 900, le 28 à 1000, enfin le 29 au matin nous trouvons 1300 grammes d'urines pour 24 heures.

L'albumine a beaucoup diminué; les urines sont plus claires, sans dépôt.

Plus de trouble visuel, l'appétit reprend, la langue se nettoie, les selles sont régulières. Plus de maux de gorge, la rougeur du voile du palais et du pharynx a beaucoup diminué, l'éruption spécifique pâlit. On supprime le gargarisme chloraté, et les applications de ventouses sèches. Les urines augmentent journellement en passant par 1500, 1800, 2000, 2300, 2700, 3000, 3100, 3350, et le 8 mai, quinzième jour, un peu moins, 3300 grammes. Elles sont sans dépôt. L'albumine apparaît à peine encore sous la forme d'un nuage. L'œdème des malléoles diminue, la face n'est plus bouffie, l'œdème de la main et des parois abdominales n'est plus appréciable. Il n'y a plus ni toux, ni expectoration. Plus de matité à la percussion. Inspirations régulières; la respiration est normale jusqu'à la base des poumons. Appétit excellent; le malade prend des forces, circulation active, fonctions de nutrition parfaites. Plus de rougeur à la gorge, plus d'éruption visible.

Le malade quitte l'hôpital après dix dernières injections. Plus d'œdème des malléoles. Les urines après s'être abaissées de 3100, 3000, 3200, 2800, 2000 à 1800 grammes, chiffre normal, ne renferment plus aucune trace d'albumine. État général excellent. Plus aucune bouffissure : le malade est sec. Les forces augmentent avec l'appétit qui est énorme. Ni salivation, ni irritation au niveau des piqûres.

Nous avons revu le malade à plusieurs reprises en santé parfaite; il s'étonnait lui-même de sa prompte guérison.

Nombre d'injections	40
Quantité injectée	20 centigr.
Durée	20 jours

3. AFFECTIONS SYPHILITIQUES DU PÉRIOSTE ET DES OS.

Ces affections, telles que périostites gommeuses, périostite plastique, périostite phlegmoneuse pour le périoste, exostoses, carie, nécrose pour les os, sont d'ordinaire traitées par l'iodure de potassium, et Ricord suit cette pratique.

« *L'iodure de potassium n'est cependant que l'agent exclusif de la curation des symptômes profonds et avancés. Nos prédécesseurs obtenaient des résultats satisfaisants avec les préparations hydrargyriques seules dans toutes les périodes de la diathèse, et d'après ma propre expérience, il serait sage de débuter presque toujours par un traitement mixte ou simplement mercuriel dans la syphilis à manifestations plastiques.* » Article iodure de potassium. (*Gubler, commentaires thérapeutiques.*)

Nos observations portent sur deux cas d'affections du périoste de nature spécifique, guéris les deux par le sublimé seul.

Une troisième observation est le cas d'une femme syphilitique enceinte de cinq mois, atteinte de périostite des os propres du nez, ozène avec carie et nécrose des cornets sans perforation de la voûte palatine. Malgré les accidents graves et invétérés de cette malade, nous pouvons la considérer comme guérie.

Enfin nous avons obtenu de l'amélioration notable chez une jeune fille âgée de dix-sept ans, atteinte par suite de syphilis constitutionnelle héréditaire, de carie perforante de la voûte palatine avec ulcération étendue de la muqueuse, destruction par nécrose des os propres du nez, de la cloison osseuse (vomer et lame perpendiculaire de l'ethmoïde) et des cornets avec ozène.

Observation 1. — La nommée A. O., âgée de trente et un ans, entre au service, salle 48, le 6 mai 1871.

Constitution détériorée.

Antécédents syphilitiques. A deux reprises elle était au service des vénériens, la dernière fois il y a un an, et y a subi un traitement par frictions à la suite d'une éruption maculeuse accompagnée de maux de gorge.

État actuel. — Périostoses gommeuses au niveau de l'articulation sterno-claviculaire droite et à la clavicule gauche. Ce sont des tumeurs du volume d'une petite noix, à base fixe, indolore, assez dures sur leurs bords, mais molles à leur partie centrale qui forme cupule sous le doigt. Leur date est de deux mois environ. Rien sur le reste du corps, si ce n'est sur le front une cicatrice d'origine suspecte. Les tibias n'offrent aucune lésion apparente, quoique la malade accuse de vives douleurs dans les jambes pendant la nuit (douleurs ostéocopes). A l'examen de la gorge aucune trace de lésion soit récente, soit ancienne.

L'état général est fort mauvais. Hémoptysies à diverses reprises, toux sèche sans expectoration, surtout la nuit, palpitations, mouvement fébrile le soir, amaigrissement, inappétence avec phénomènes dyspepsiques. A la percussion, matité au niveau de la clavicule gauche, et des fosses sus et sous-épineuses du même côté; diminution de la sonorité au niveau de la clavicule droite. A l'auscultation, expiration prolongée, un peu soufflée. Quelques craquements secs lorsqu'on fait tousser la malade. Retentissement vocal. (Tuberculose au premier degré.)

Traitement. — Malgré la tuberculose, nous mettons la malade à 5 milligr. de sublimé en une injection par jour, en nous rapprochant de la lésion locale. Nous avons même poussé dix injections dans les masses gommeuses elles-mêmes.

Au douzième jour, la gomme claviculaire avait à peu près disparu. — Au dix-huitième jour, celle de l'articulation sterno-claviculaire était réduite des 2/3 de son volume primitif; elle rétrocède en se ramollissant sur toute sa périphérie. Les douleurs ostéocopes avaient cessé au quatorzième jour. — Au vingt-huitième jour, disparition complète des gommes. Ni salivation, ni irritation au niveau des piqûres, malgré les injections pratiquées dans le voisinage des nombreux filets nerveux émanant du plexus cervical. La tuberculose elle-même semble stationnaire.

Nombre d'injections	28.
Quantité injectée	14 centigr.
Durée	28 jours.

Observation 2. — Le nommé N. W., charbonnier, âgé de trente-neuf ans, se présente à la consultation le 24 mai 1871. Antécédents syphilitiques depuis trois ans.

Contre différents accidents, tels qu'éruption sur toute la surface du corps, maux de gorge, plaques muqueuses à l'anus, etc., il a subi il y a deux ans et demi un premier traitement mercuriel par frictions, et un second, il y a un an, par le protoiodure.

État actuel. — Depuis quatre semaines environ, le malade accuse de vives douleurs survenant surtout la nuit, au niveau des jambes, plus à gauche qu'à droite (douleurs ostéocopes), et depuis huit jours un gonflement de la jambe gauche et de la clavicule droite, également douloureux. A l'examen des membres, rien d'appréciable à la jambe droite; la jambe gauche est le siége d'un empâtement œdémateux et douloureux, à la pression, tout le long du tibia, qui est augmenté de volume. Aucune rougeur de la peau, quoique la température soit plus élevée qu'à la jambe droite.

La clavicule droite est, comme le tibia gauche, augmentée de volume, douloureuse à la pression, et le siége d'un empâtement œdémateux. Rien sur le reste du corps, rien du côté de la gorge. Pas de mouvement fébrile. Le diagnostic révélé par ces lésions, précédées et accompagnées de douleurs nocturnes ostéocopes, est celui de périostite plastique syphilitique.

Traitement. — 1 centigr. de sublimé en deux injections par jour. Aucun traitement local.

Au septième jour, les douleurs ont disparu dans la jambe droite, et diminuent rapidement dans la jambe gauche. L'empâtement du tibia est moindre, la pression moins douloureuse, le travail plastique tend à rétrocéder et à se résorber, à en juger par la diminution de l'œdème et du volume de l'os.

La périostite claviculaire est aussi en voie de rétrocession, mais beaucoup moins que celle de l'extrémité inférieure.

Au douzième jour, disparition des douleurs ostéocopes dans la jambe, de l'empâtement œdémateux et de la douleur à la pression. Le volume de l'os est sensiblement le même des deux côtés. L'empâtement, l'œdème et la douleur à la pression n'existent également plus dans la clavicule droite; mais l'épaisseur en reste cependant plus marquée.

On cesse au dix-septième jour. Par suite de la résorption des dépôts d'exsudation plastique qui s'étaient faits entre le périoste et l'os, le tibia gauche est redevenu lisse. La clavicule reste un peu épaissie, mais uniformément, sans présenter d'inégalité de surface. Ni salivation, ni irritation au niveau des piqûres. A partir du douzième jour, le malade avait repris ses occupations.

Nombre d'injections	34.
Quantité injectée	17 centigr.
Durée	17 jours.

Observation 3. — La nommée A. H., âgée de trente et un ans, de Brumath, entre au service de la salle 63, le 26 mars 1871. Constitution détériorée.

La malade, il y a sept ans, fut traitée au même service pour des accidents secondaires, par les frictions mercurielles. Elle est enceinte de cinq mois, l'enfant vit, on entend les battements redoublés à droite, en avant. Elle a déjà été enceinte deux fois auparavant, il y a trois et cinq ans, et chaque fois elle a avorté.

État actuel. — L'affection nouvelle remonte à neuf mois. Les os propres du nez, déformés et tuméfiés, sont le siége d'un empâtement douloureux à la pression; la peau est rouge et tend à s'abcéder depuis une quinzaine de jours (périostite des os propres du nez). En même temps, écoulement nasal sanieux, puant, un peu sanguinolent, mêlé à de petites parcelles d'os noirâtres. L'haleine est fétide. En pénétrant avec le stylet dans l'intérieur des fosses nasales, on constate une perforation de la cloison osseuse. Le plancher des fosses nasales est rugueux et se laisse un peu pénétrer, les cornets sont à nu et donnent une sensation de rugosité (ozène syphilitique, avec destruction partielle de la cloison osseuse, carie et nécrose du vomer et des cornets.) A l'examen de la bouche, intégrité de la voûte palatine, dont la muqueuse un peu rouge est partout intacte. Rougeur prononcée du pharynx et du voile du palais; traces d'anciennes ulcérations avec pertes de substance. Voix nasillarde. Douleurs ostéocopes sans lésion apparente des tibias.

Traitement. — 5 milligr. de sublimé en 1 injection par jour. Injections d'eau phéniquée (50 centigr. d'acide phénique sur 100 gr. d'eau.)

Au quinzième jour, élimination d'une parcelle osseuse noirâtre assez grande. L'ozène, toujours abondant, perd son odeur fétide. La peau des os du nez est moins rouge; l'empâtement, la tuméfaction et la douleur à la pression semblent diminuer, ainsi que la rougeur de la gorge.

Aux dix-septième et vingtième jours, élimination de nouvelles parcelles osseuses nécrosées;

Au trente et unième jour, expulsion d'un séquestre assez considérable. L'ozène abondant n'est presque plus fétide.

L'empâtement et la rougeur de la peau, au niveau des os propres du nez, ont cédé, ainsi que la douleur à la pression ; ces derniers sont toujours épaissis. La gorge est en bon état et libre de toute irritation. Plus de douleurs ostéocopes.

Au trente-septième jour, élimination d'un nouveau séquestre. L'ozène diminue de plus en plus.

Au quarante-cinquième jour, expulsion d'une partie nécrosée un peu plus petite que celles des jours précédents. L'ozène a presque disparu; on continue néanmoins l'eau phéniquée.

Les jours suivants, l'ozène diminue encore, et finit par s'arrêter le cinquante-cinquième jour.

Depuis le quarante-cinquième jour, l'élimination des séquestres a cessé, et permet la cicatrisation. Plus de phénomènes inflammatoires. Le nez reste déformé par suite de l'hyperostose des os propres du nez.

Ni stomatite, ni salivation pendant tout ce long traitement. L'état général s'est amélioré, malgré la grossesse qui continue son cours normal. La malade a repris des forces, de l'embonpoint, la circulation est active; fonctions digestives régulières; appétit excellent. Elle sort le 30 mai 1871 de l'hôpital.

Nombre d'injections	62.
Quantité injectée.	31 centigr.
Durée	62 jours.

Observation 4. — La nommée E. B., âgée de dix-sept ans, entre au service, salle 48, le 16 mai 1871.

Jeune fille délicatement constituée, née de parents syphilitiques. Cette malheureuse enfant, par suite de syphilis héréditaire, est tout à fait défigurée.

État actuel. — Les os propres du nez, la cloison osseuse dans toute son étendue, et les cornets sont détruits; écoulement nasal très-abondant, ichoreux, très-sanieux. La voûte palatine est perforée à sa partie médiane; à ce niveau, perte de substance de la grandeur de un franc environ, avec exulcération de la muqueuse buccale. Le voile du palais est intact.

Traitement. — 5 milligr. de sublimé en 1 injection par jour. Injections nasales à l'hyposulfite de soude (10 grammes sur 100 d'eau).

Le travail d'ulcération de la muqueuse buccale s'arrêta, la perforation de la voûte fut limitée et la cicatrisation fut obtenue. L'écoulement nasal devint moins abondant, perdit son odeur fétide et disparut presque entièrement. Somme toute, il y eut notable amélioration. Ni stomatite, ni salivation, ni accident local.

Nombre d'injections . . . . 40.
Quantité injectée . . . . 20 centigr.
Durée . . . . 40 jours.

Résumons maintenant en un tableau les principaux traits de nos quarante-quatre observations.

Observations et nature des accidents traités.	Sexe et âge.	Nombre d'injections.	Quantité injectée (centigr.).	Durée du traitement (jours).
I. — Secondaires.				
Iritis.				
Observ. 1	f. 40	30	15	13
2	h. 27	32	16	10
3	f. 23	34	17	12
4	h. 27	36	18	12
5	h. 20	32	16	12
Peau				
(1. — Maculeuse).				
1	h. 33	30	15	15
2	h. 23	31	15 1/2	17
3	h. 40	34	17	20
4	f. 36	24	12	12
5	h. 26	40	20	20
(2. — Papuleuse).				
1	h. 27	34	17	18
2	h. 38	32	16	19
(3. — Pustuleuse).				
1	f. 21	24	12	24
(4. — Papulo-squam).				
1	f. 21	32	16	16
2	f. 33	28	14	14
3	h. 31	26	13	13
(5. — Squameuse).				
1	f. 40	30	15	15
2	h. 30	24	12	24
3	f. 38	28	14	14
4	h. 22	30	15	30
5	h. 24	26	13	26
(6. — Crustacée).				
1	f. 28	40	20	20
2	h. 27	48	24	24

Observations et nature des accidents traités. I. — Secondaires. (7. — Ulcéreuse.)	Sexe et âge.	Nombre d'injections.	Quantité injectée (centigr.).	Durée du traitement (jours).
Observ. 1	h. 32	34	17	17
2	f. 38	30	15	15
3	h. 21	34	17	17
4	h. 36	34	17	34
5	h. 35	38	19	19
6	h. 46	34	17	17
(8. — Plaques muqueuses.)				
1	f. 26	32	16	16
2	f. 38	30	15	15
3	h. 46	28	14	14
4	h. 35	34	17	17
5	h. 25	38	19	19
Affections du larynx.				
1	h. 32	36	18	18
Voile du palais et Pharynx.				
1	h. 29	28	14	14
2	h. 25	30	15	15
II. — Accidents tertiaires. (Affections du cerveau).				
1	h. 47	30	15	30
2	f. 42	34	17	34
Affections du rein.				
1	h. 31	40	20	20
Affections du périoste et de l'os.				
1	f. 31	28	14	28
2	h. 39	34	17	17
3	f. 31	62	31	62
4	f. 17	40	20	40

Total : 44 observations, 1463 injections, 7 gr. 315 milligr. de sublimé.

Nous allons terminer par les données saillantes, statistiques et pratiques qui ressortent du tableau et des observations, et qui forment comme la base de nos conclusions thérapeutiques.

Aucune des manifestations syphilitiques traitées par notre méthode ne s'est montrée rebelle à la guérison.

Sur les 44 cas observés, 42 ont été guéris très-rapidement, eu égard du reste à l'ancienneté de l'affection, à la dose employée et à la nature même de la manifestation. Nous avons remarqué que la syphilis secondaire surtout épithéliale cédait le mieux (iritis et formes cutanées squameuses), mais nous avons encore obtenu une guérison sûre et rapide dans les cas de syphilis tertiaire. Dans les formes ulcérées que Liégeois répute réfractaires aux injections, surtout au point de vue des accidents au niveau des piqûres, notre solution injectée a parfaitement réussi. La guérison n'a été incomplète que dans deux cas, une fois par l'insuffisance de la durée du traitement, une autre fois par l'étendue et la gravité de la lésion.

D'ordinaire, cinq à six jours après le début du traitement, les sujets accusaient un mieux sensible, et les accidents restaient pour le moins stationnaires. Jamais non plus nous n'avons vu des accidents de nouvelle forme apparaître. A partir du huitième au dixième jour, la marche vers la guérison s'accentuait en plein, et atteignait son but après une durée moyenne de 19 jours. La promptitude d'action résultant d'une substance médicamenteuse préparée de telle sorte, que rien ne peut la modifier dans son effet, dépendait du sexe, de l'âge et de la constitution du sujet. La guérison était d'autant plus rapide que l'incubation du chancre avait été moins longue, que les accidents secondaires et tertiaires étaient moins éloignés de l'accident primitif, qu'ils étaient moins invétérés dans leurs manifestations, et qu'un traitement antérieur les avaient déjà combattus.

Nous ne disons rien des injections préventives, du pouvoir de prévenir, retarder ou atténuer les accidents ultérieurs, n'ayant fait aucune expérimentation à ce sujet.

Le nombre des injections a été en moyenne 34, et la quantité de sublimé injecté de 17 centigrammes. C'est surtout par une quantité si faible introduite dans l'organisme, d'une absorption sûre et rapide, et d'un dosage précis, variable à volonté selon la gravité des cas, que les injections sont supérieures aux autres méthodes.

Avec elles, plus d'irritation du tube digestif, plus de salivation, plus de cachexie mercurielle ; au contraire, nos malades ont de l'appétit, de l'embonpoint, et les constitutions détériorées, soutenues par un régime tonique, s'améliorent en même temps.

Notre traitement n'est jamais contre-indiqué ; bien mieux, il est quelquefois le seul possible dans les cas d'une délibitation générale antérieure, car lui seul peut favoriser l'état général sans lui porter atteinte d'aucun côté. Nous renvoyons à ce propos à notre malade tuberculeuse, et à notre sujet albuminurique.

En épargnant la susceptibilité du tube digestif et la constitution sous tous les rapports, il semble particulièrement indiqué chez les femmes enceintes.

Sur les 1463 injections que nous avons pratiquées, la douleur de la piqûre, fort insignifiante du reste, a toujours été très-bien supportée. En général, c'est à peine si après l'opération on apercevait le point de la piqûre. Rarement elle produisait un petit bourrelet indolore et passager ; chez le sujet alcoolique seul, nous eûmes de petites gangrènes très-circonscrites et guérissant d'elles-mêmes avec la plus grande facilité.

Sur 44 malades la salivation n'a été observée que cinq fois, l'excitation des gencives quatre fois, et une stomatite très-bénigne trois fois. Ces accidents buccaux très-légers, du reste, n'ont entravé en rien la marche du traitement et ont disparu très-rapidement sous l'influence d'un gargarisme chloraté.

Comme traitement local parallèle, nous avons quelquefois prescrit des bains, des lotions, des badigeonnages à la poudre de sublimé, des gargarismes chloratés, et, dans les iritis, du sulfate d'atropine.

Lorsque la manifestation réside en une région déterminée, nous avons, en en rapprochant les injections, obtenu des résultats plus rapides.

Tels sont les cas d'une tumeur ganglionnaire à l'aine, de tumeurs gommeuses claviculaires; lorsque nous injections au dos dans les cas de syphilides généralisées, celles du voisinage des piqûres disparaissaient le plus vite; dans les cas de plaques muqueuses anales, ce sont les injections à la fesse qui réussissaient le mieux.

D'après Liégeois, plus les doses ont été petites et prolongées, moins les récidives ont été graves et fréquentes. J'ai cherché, pour cette raison, à employer des doses suffisamment faibles, persuadé, en outre, que les rapides guérisons ne sont souvent amenées qu'au prix d'une véritable intoxication mercurielle.

Chez les sept malades revus deux, trois, quatre et dix mois après notre traitement, nous n'avons observé aucune récidive.

Ce n'est que dans les cas d'iritis, où la promptitude d'action est le premier but à atteindre, que nous avons dévié des doses ordinaires.

La méthode de traitement à petites doses est du reste une des principales causes de l'amélioration générale observée chez nos malades.

Elle amène la guérison sans secousses, sans accidents buccaux ou digestifs, et par suite entraîne une suractivité des forces nutritives et de la circulation; le visage se colore, la digestion est régulière, l'appétit vif, les selles et les urines sont normales. A la fin du traitement surtout, plusieurs de nos malades présentaient de l'embonpoint dû non pas à la quantité plus considérable du tissu adipeux, mais à une augmentation générale du corps (pesées de Liégeois). Les malades à l'hôpital, levés en toute liberté, se promenant, fumant même, traités par un bon régime ordinaire, finissaient par prendre goût aux injections.

Les malades de la ville guérissaient sensiblement aussi vite que ceux de l'hôpital. Le traitement n'est pas dispendieux pour ceux qui veulent être traités à domicile; quant aux autres, ils peuvent venir chez le médecin tous les jours ou tous les deux jours, tout en continuant leurs occupations habituelles.

Nous avons mis en relief toute la précision, toute la promptitude d'action de la méthode hypodermique appliquée à la syphilis, et montré que, grâce à notre solution chloro-albumineuse de sublimé, nous avons triomphé des accidents locaux qu'elle occasionnait. Devenue ainsi parfaitement applicable, nous avons levé les difficultés qui la firent rejeter par tant d'expérimentateurs.

Nous ajoutons que par suite :

1° Dans le traitement de la syphilis elle peut et doit être transformée en médication générale.

2° Elle est destinée à prendre le premier rang dans la thérapeutique de la syphilis.

3° Elle peut s'appliquer, non seulement à la syphilis, mais à toutes les affections dues à une perturbation dans les actes nutritifs où le traitement mercuriel est indiqué.

BIBLIOGRAPHIE

LISTE CHRONOLOGIQUE DES OUVRAGES ET DES ARTICLES QUI TRAITENT DE LA MÉTHODE HYPODERMIQUE APPLIQUÉE A LA SYPHILIS.

Scarenzio. — *Annali universali di medicina*. Milan, 1864.

Ambrosoli. — *Giornali delle mal. ven.* N° 1. Milan, 1864.

Monteforte. Riccordi. — *Giornali delle mal. ven.* N°s 2, 3, 4. Milan 1864.

Zeissel. — *Lehrbuch der constitutionnellen Syphilis*. Erlangen, 1864.

BARCLAY HILL. — *The Lancet.* Mai 1866.

EULENBURG. — *Die hypodermatischen Injectionen der Arzneimittel.* 2e Auflage. Berlin, 1867.

P. RICHTER. — *Ueber die neueste Anwendung des Queksilbers gegen die Syphilis, vermittelst Subcutanen injectionen.* — Inaug. dissert. Berlin, 1867.

GEORGES LEWIN. — *Ueber Syphilisbehandlung mit hypodermatische Sublimat injection nebst Bemerkungen.* Berlin, 1867.

BOESE. — *Dissert. inaug.* Marburg, 1868.

MERSCHEIM. — *Dissert. inaug.* Bonn., 1868.

GRUNFELD. — *Wiener Medizin Presse.* Nos 17, 20, 24, 28, 43, 49 et 52. 1868.

Picquand. — Influence de la syphilis des générateurs sur la grossesse. Paris, 1868.

DERBLICH. — *Wiener Medizin Presse.* N° 12. 1868.
Jahresbericht. Wien, 1868.

WIEDERHOFFER. — *Wiener Medizin Presse.* 1868.

GELBER. — *Dissert. inaug.* Berlin, 1868.
Jahresbericht. Id., 1868.

KLEMM. — *Dissert. inaug.* Leipsick, 1869.

STOHR. BAMBERGER. — *Deutsches Archiv. fur klin. Medizin.* 25 mars 1869.

GRUNFELD. — *Wiener Medizin Presse.* N° 1. 1869.
V. gl. Jahrbücker. CXXXIV, p. 251. 1869.

VAN MONS. — *Gazette des Hôpitaux.* 20 et 27 février 1869.

GEORGES LEWIN. — *Die Behandlung der Syphilis mit subcutaner Sublimat Injection.* Berlin, 1869.

BRICHETEAU. — *Bulletin général de Thérapeutique.* 15 avril 1869.
Gazette médicale de Paris. N° 32. 1869.

POUILLET ET MALLEZ. — *Courrier médical.* 13 mars 1869.

FÉLIX WILLEBRAND. — *Berliner Wochenschrift.* N° VI. 1869.

SIGMUND. — *Ueber die subcutanische Injection.* Wiener.
Medizin Wochenschrift. N° 71. 1869.

UHLEMANN. — *Wiener Medizin Presse.* N° 13. 1869.

ROSENTHAL. — *Militarärtzliche Zeitung.* N° 24. Magdebourg, 1869.

WALKER THOMAS. JAMES. — *Britisch. med. Journ.* Juillet et Décembre 1869.

KOELNER. — *Arch. Dermatologie und Syph.*, p. 626. Breslau, 1869.

LIÉGEOIS. — *Bulletin général de Thérapeutique.* 30 août 1869.

LÉON LABBÉ. — *Gazette des Hôpitaux.* N° 124. 1869.

BLACHER EUGÈNE. — *Thèse de Paris. Traitement de la Syphilis.* 1869.

A. Martin. — *Archives générales de Médecine*. Tome XIV, vol. II, VIme série, p. 29. 1869.
Gazette des Hôpitaux. N° 107. 1869.
Gazette médicale de Paris. N° 32. 1869.
Bulletin général de Thérapeutique. 1869.

Hebra. Hunter. — *Archiv. Dermatologie*. Wien, 1869.

Doyon. — *Annales de Dermatologie et de Syphiliographie*. 1869.

Monti. — *Jahresbericht*. Berlin, 1869.

Dechambre. — *Gazette hebdomadaire de Médecine et de Chirurgie*. N° 23. Juin 1869.

Liégeois. — *Rapport à la Société de Chirurgie de Paris*. Août 1869.

A. Martin. — *Annuaire de Thérapeutique de Bouchardat*. 1870.

Liégeois. — *Annuaire de Thérapeutique de Bouchardat*. 1870.

Diday. — *Lyon médical*. N° 17. 14 août 1870.

Aloïs Paikert. — *Allgemeine ärtzliche Zeitung*. N°s 8 et 9. 1870.

Stuckheil. — *Wien. med. Wochenschrift*. XX. N°s 7 et 8. 1870.

Schmidt. — *Jahrbücher*. N°s 4 et 8. Berlin, 1870.

M. Call. Anderson. — *Glasgow. med. Journ*. V. II, p. 255, Febr. 1870.

A. Schmidt. — *Zur Behandlung der Syphilis mit subcutaner Sublimat. Injection. Arch. f. Dermatologie u. Syph*. V. II, p. 567 et 572. 1870.

Liégeois. — *Des résultats cliniques et scientifiques obtenus avec les injections sous-cutanées de sublimé à petites doses dans l'étude de la Syphilis*. Paris, 1870.

Scarenzio e Riccordi. — *Il Metodo ipodermico della cura della sifilide*. (*Annali universali di Medicina*, p. 19 et 241.) Milan, 1871.

Bernard, Henri. — *Des Injections sous-cutanées de sublimé corrosif dans le traitement de la Syphilis*. Thèse de Paris. Août 1871.

QUESTIONS

SUR LES DIVERSES BRANCHES DES SCIENCES MÉDICALES.

Anatomie et histologie normales. — Des articulations en général.

Physiologie. — Usages du nerf pneumo-gastrique et du nerf spinal.

Physique. — Sources de chaleur et de froid, influence des hautes et des basses températures sur l'économie animale.

Chimie. — Des combinaisons du soufre avec l'oxygène, caractères et préparations des acides sulfureux et sulfurique.

Histoire naturelle. — Caractères généraux des reptiles; comment les divise-t-on? Caractères distinctifs de la couleuvre et de la vipère; des divers serpents venimeux; comment reconnaît-on leur morsure?

Pathologie externe. — Des luxations des vertèbres cervicales.

Pathologie interne. — Des diverses espèces de bronchites.

Pathologie générale. — De la spécificité dans les maladies.

Anatomie et histologie pathologiques. — Étude anatomo-pathologique des néphrites.

Médecine opératoire. — Comparaison entre les diverses opérations préliminaires exigées par l'extirpation des polypes naso-pharyngiens.

Pharmacologie. — Des différentes sortes de vins employés en pharmacie, leur composition, quels sont les principes que le vin enlève aux plantes?

Thérapeutique. — De l'élimination des médicaments par le lait.

Hygiène. — Des climats.

Médecine légale. — Comment peut-on diviser les poisons au point de vue de leurs effets physiologiques et toxiques?

Accouchements. — Modifications du sang dues à la grossesse.

Vu, bon à imprimer.

GUBLER, président.

Vu et permis d'imprimer.

Le Vice-Recteur de l'Académie de Paris,

A. MOURIER.

12276. — Typographie Lahure, rue de Fleurus, 9, à Paris.

www.ingramcontent.com/pod-product-compliance
Ingram Content Group UK Ltd.
Pitfield, Milton Keynes, MK11 3LW, UK
UKHW021058270726
13994UKWH00009B/766